JN450774

Nursing Foreign Patients

전남대학교병원 간호부
Department of Nursing

전남대학교병원
Chonnam National University Hospital

| 책머리에 |

최근들어 병원 순회 중에 만나게 되는 외국인이 낯설지 않을만큼 우리병원을 찾는 외국인환자들이 꾸준히 증가하고 있습니다.

점차 늘어나는 외국인환자들 대다수는 진료과정 중 가장 필요한 부분이 의사소통이라고 응답하였고 이들과 가장 먼저 접점 응대를 하는 외래 간호사들 역시 원활한 의사소통에 어려움을 느끼는 것으로 나타나 2007년도에 '외국인 환자를 위한 영어 가이드 북'을 개발하였고 이를 토대로 각 진료과별 접수절차, 진료상담과 검사에 대한 설명과 간호교육을 포함한 다양한 간호상황 중심의 'Nursing Foreign patients' 책자를 발간하게 되었습니다.

책자가 발간되기까지의 과정이 결코 쉽지는 않았을 것입니다. 단 한명의 환자에게라도 필요한 간호를 베풀어야 된다는 고객중심의 가치가 있었기에 가능한 일이었습니다.

열정을 다해 발생할 수 있는 다양한 진료 상황 시나리오를 개발하고 전문가 감수를 거쳐 'Nursing Foreign Patients' 책자 발간을 위해 노력한 심재연외래 팀장과 외래 학습팀 임상춘, 이정아, 윤경순, 한승희, 김남윤, 문은주, 조숙희, 김희선, 한수경, 이지숙, 이재훈간호사에게 감사의 말을 전합니다. 그리고 바쁘신 중에도 기꺼이 조언해 주신 계명대 통역대학원 허진교수님과 조기현 진료처장님, 박광성 교육연구실장님, 정명호 교수님께도 감사의 말씀을 드립니다.

우리의 열정을 담아 발간된 책자가 외국인 환자와의 의사소통 장벽을 허무는 영어 응대지침서로 활용되기를 기원하며 노력의 산물을 품격있는 책자로 발간되도록 지원해주신 김영진 병원장님께 깊은 감사의 말씀을 드립니다.

2009년 9월

전남대학교병원 간호부장 **최영자**

| 격려사 |

글로벌 시대를 맞아 우리나라를 찾거나 거주하는 외국인들이 날로 증가하고 있으며 우리병원을 찾는 외국인 환자 역시 증가하고 있습니다.

우리병원은 이미 해외환자유치 전략의 일환으로 싱가폴 제너럴 호스피탈과 MOU를 체결한 바 있고 한국국제의료서비스협의회에 가입하여 향후 활성화될 Medical Tourism을 위한 준비를 하고 있습니다. 특히 아름다운 다도해와 아시아 최초 Slow City로 지정된 신안군 등 천혜의 관광자원이 근거리에 위치하고 있는 우리병원은 의료관광의 활성화를 이끌어낼 동력이 될 것으로 생각합니다.

이러한 의료환경의 변화에 능동적으로 대비하기 위한 노력의 일환으로 외래간호사들이 그 동안 의료현장에서 경험한 내용을 토대로 외국인 환자를 위한 Nursing Foreign Patients 책자를 발간하게 됨은 우리병원의 탁월한 의료서비스와 함께 외국인 환자들이 신뢰할 수 있는 병원으로 한걸음 다가서는 매우 고무적인 일이라고 생각합니다.

바쁜 업무중에도 우리병원을 찾는 외국인 환자를 위해 각고의 노력으로 Nursing Foreign Patients 책자를 발간하게 됨을 축하하며 책자 발간을 위해 노력한 외래 학습팀 여러분의 노고에 깊은 감사의 말씀을 드립니다.

2009년 9월

전남대학교병원장 **김영진**

Contents

Nursing Foreign Patients

진료과별 (Medical Departments)

특수검사센터 (Specialized Center)

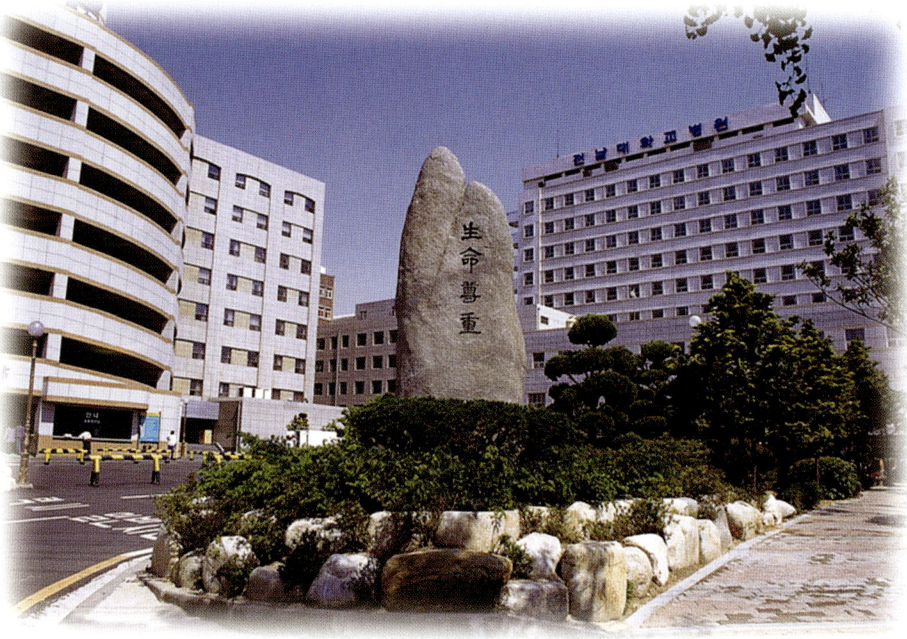
전남대학교병원
生命尊重

외국인 환자 초진 접수안내

(Guidance for a foreign patient's first visit)

■ 첫 만남 (First Meeting)

안녕하십니까?

Nice to meet you.

무엇을 도와드릴까요?

What can I do for you?

어떻게 도와드릴까요?

How may I help you?

원무과에서 접수를 먼저 하고 오십시오

Please check in at the reception desk and register your name first.

성함이 어떻게 되십니까?

May I have your name, please?

어디가 가장 불편하십니까?

What brings you here today?

어떤 증상이 있습니까?

What symptoms do you have?

이쪽으로 따라 오십시오

Please follow me.

원무과는 1층 로비에 있습니다.

The front desk is in the lobby on the first floor.

■ 진료 대기 (Wait for medical treatment)

먼저 혈압측정을 하겠습니다.

First, I am going to check your blood pressure.

겉옷을 벗고 우측 소매를 걷으신 후 혈압계에 팔을 넣으시기 바랍니다.

Please take off your coat, roll up the sleeve on your right arm and put your arm through the blood pressure cuff.

혈압측정이 끝나면 결과 paper를 가지고 진료실로 오십시오.

After you finish, please bring your results to the doctor' s office.

OO님 지금 OO님은 OO분 후에 진료가 가능합니다.

Mr/Ms Smith, you will have your examination in 30 minutes.

잠시만 기다려 주십시오

Please wait a moment.

곧 의사 선생님을 만날 수 있습니다.

You will meet your doctor soon.

■ 수납 방법 (Patient Billing)

수납창구는 1층(2층) 로비에 있습니다.

The reception desk is in the lobby on the 1st (2nd) floor.

원무과에서 순서표를 먼저 뽑으신 후 고객님의 차례가 전광판에 나타나면 창구에서 수납을 하십시오.

Take a number at the reception desk first, and pay at the reception desk when your number appears on the screen.

이름, 주소와 전화번호를 알려주시겠습니까?

May I have your name, address and phone number?

우리나라 의료보험카드를 가지고 계십니까?

Do you have a Korean medical insurance card?

여기 잔돈 있습니다.

Here is your change.

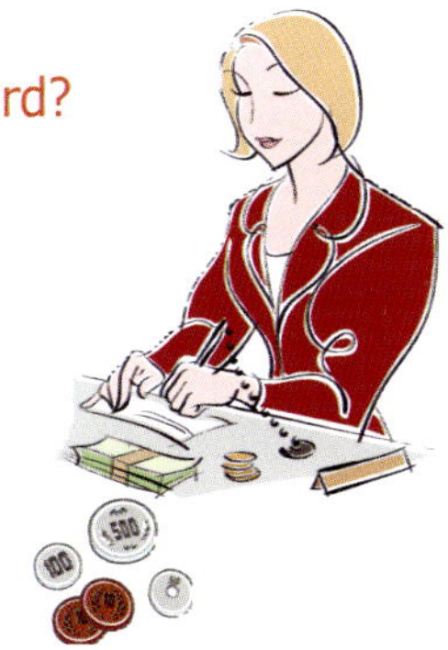

▪ 검사안내 (Information about checkup)

○○님 검사에 대해 설명해 드리겠습니다.

Mr/Ms Smith, let me explain the test.

혈액검사와 X-ray가 있습니다.

You will have a blood test and X-ray.

채혈과 X-ray는 2층에 위치한 채혈실과 영상의학과로 가서 번호표를 뽑으신 후 채혈하십시오.

For blood collecting and X-ray, go to the blood-collecting room and the radiology department on the 2nd floor, take a number and get your blood gathered.

X-ray는 영상의학과 접수실 에서 안내받고 촬영합니다.

Get instructions for the X-ray at the reception desk of the radiology department and take your X-ray.

심전도는 영상의학과 맞은편에 위치해 있습니다.

The ECG (Electrocardiograph) room is opposite the radiology department.

검사가 끝나면 다시 오십시오.

Come back when you finish your tests.

특수검사 예약을 위해 고객지원센터로 가십시오.

Please visit the customer service center to make a reservation to take a special examination.

고객지원센터에서 특수검사 예약날짜와 주의사항을 알려 드릴 것입니다.
The customer service center will inform you of the date of your reserved special examination and of precautions.

■ 약 처방 받기 (Prescription guide)

○○님 진료가 끝났습니다.
Mr/Ms Smith, your medical exam is over.

담당의사가 약을 처방하였습니다.
Your doctor has prescribed a medication.

○○을 위한 경구약이며 하루에 ○○번 식후에 복용하도록 처방되었습니다.
This is an oral medicine for you, and you are supposed to take it ○○ (twice or three times) a day after meals.

원무과에서 수납하신 후 처방전을 받아서 원외약국(병원 밖에 위치한 약국)에서 약을 지어 귀가하십시오.
Make your payment, receive your prescription at the reception desk, and pick up your medicine at the pharmacy (located outside the hospital) on your way back home.

복용 약은 ㅇㅇ일분입니다.

The medicine has been prescribed for 3 days.

혹시 약 복용 중 ㅇㅇ한 증상이 나타나면 ㅇㅇㅇ-ㅇㅇㅇㅇ ㅇㅇㅇ에게 전화해주시기 바랍니다.

If you have any symptoms such as ㅇㅇ while taking the medication, contact ㅇㅇㅇ at ㅇㅇㅇ-ㅇㅇㅇㅇ immediately.

■ 재진예약 (Reservation for revisit)

ㅇㅇ님 오늘 진료가 끝났습니다.

Mr/Ms Smith, your treatment is over today.

ㅇ월 ㅇ일 ㅇㅇㅇ의사 앞으로 재진 예약을 해두었습니다.

We have made a reservation for your revisit at the office of Dr Kim on 6 (month) 22 (day).

예약증을 원무과에서 수납하시고 ㅇ월 ㅇ일 ㅇㅇ시까지 저희 과로 방문하시기 바랍니다.

Submit your reservation receipt at the front desk and visit our office at 5 (time), 6 (month) 22 (day).

ㅇㅇ의사가 진료 하게 됩니다.

Dr. Kim will treat you.

■ 지정 진료 (Designated Examination Information)

○○님이 교수 진료를 원하시면 선택 진료신청서에 서명하셔야 합니다.

If you wish to have your examination from a professor, you will need to sign a selective treatment application.

선택 진료 시에는 일반진료보다 더 비싸며 ○○○○입니다.

Selective examination costs 10,000 won, more expensive than ordinary examination.

■ 주의사항 설명 (Warning)

귀가 후 음주(흡연)는 하지 않도록 하십시오.

Mr/Ms Smith, do not drink (smoking) after returning home.

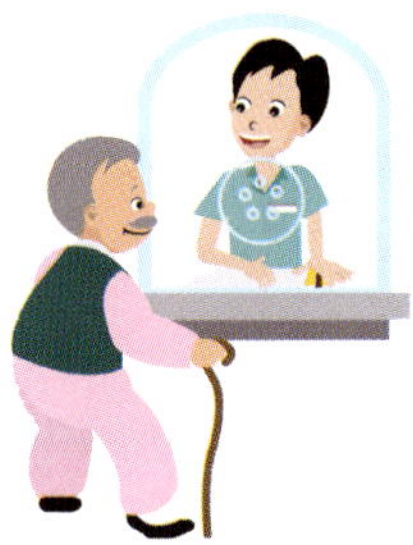

이상 증상 발현 시 반드시 ○○○-○○○○으로 전화하시기 바랍니다.

If you have any abnormal symptoms, contact us at 555-5555 immediately.

■ 원내 시설물 이용 (Hospital Facilities)

7동 특수검사실

Special Examination Center at Building 7.

ㅇㅇ님께서는 7동 3층에 위치한 소화기센터로 이동하여 내시경 검사(초음파검사)를 받으셔야 합니다.

Mr/Ms Smith, please go to the Digestive Disease Center on the 3rd floor at Building 7 and get an endoscopy (ultrasonography).

내시경 검사 시에는 반드시 6시간 이상 금식하셔야 하며 검사 시 상태에 따라 조직검사가 시행될 수도 있습니다.

You must not eat for 6 hours prior to the endoscopy and you might have to take a biopsy according to your condition during the test.

다만, 조직검사여부는 검사 중에 결정해야 하므로 ㅇㅇ님께 동의 여부를 묻지 못할 수도 있습니다.

Whether you need a biopsy or not will be decided during the endoscopy, we might not be able to ask your consent.

검사 전 목마취와 검사 중에 발생할 수 있는 가스발생을 예방하기 위해 약물을 투여합니다.

We will anesthetize your neck and give you a drug to prevent stomach gas from occurring during the test.

내시경 검사가 끝나면 검사를 담당한 의사로부터 검사상태에 대해 간단한 설명을 들을 수 있습니다.

Once your endoscopy is over, your doctor will give you a brief explanation about your test results.

내시경 검사 후 에는 2시간 이후부터 음식물 섭취가 가능하며 조직검사를 시행한 경우는 ○○시간이 지난 후 유동식부터 드셔야 합니다.

You will be able to eat 2 hours after the endoscopy. If you have taken a biopsy, you will have to eat soft or liquid foods in the first 2 hours.

▪ 종합검진센터 설문지 (Questionare for Health Promotion Center)

종합검진에는 일반적인 건강상태를 측정하는 검진과 뇌, 폐, 심장, 치매 등 특정 기관의 이상 유무를 판단하기 위한 정밀 검진이 있습니다.

The comprehensive medical examination includes a general health examination and a thorough examination to check the condition of certain organs, such as your brains, lungs, heart, or dementia.

이전의 건강상태와 현재 건강문제가 있으면 말씀해 주십시오.

Please tell us about your previous and current health problems if any.

식욕은 어떠십니까?

How has your appetite been lately?

배변 습관은 어떻습니까?

How have your bowel movements been?

금식은 하셨습니까?

Have you been fasting?

먼저 종합검진에 필요한 문진표를 작성해주시기 바랍니다.

Please fill out the questionnaire required for the examination.

1. 현재 불편한 증상이 있습니까?

   Do you have any symptoms that make you feel uneasy?

2. 다음과 같은 질병으로 과거에 앓았거나 현재 치료를 받고 계십니까?

   Have you ever suffered or been treated for the diseases below?

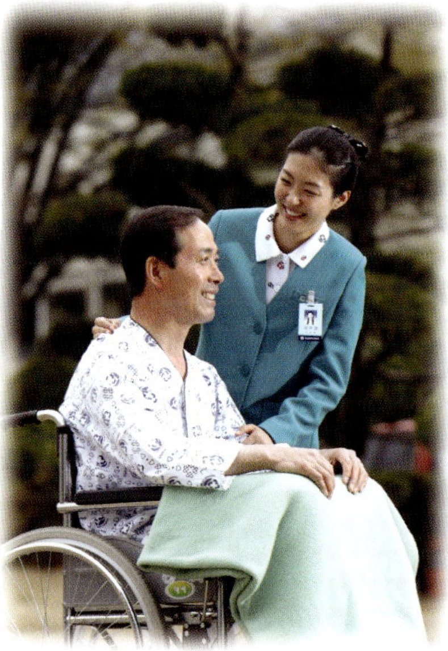

질병명 Disease Description	발병연도 Year of Attack	현재치료상태 Current Condition	
		완치 Cured	치료 중 Under Treatment
Hypertension			
Diabetes Melitus			
Hyperlipidemia			
Heart Disease			
Cerebrovascular Accident			
B type Hepatitis			
C type Hepatitis			
Tuberculosis			
Cancer ( )			
Operation ( )			
Etc ( )			

3. 부모, 형제, 자매가 다음 질환으로 앓았거나, 해당 질환으로 사망한 경우가 있었습니까?

   Has anyone in your family, your parents, brother or sister, suffered or died from any of the following diseases?

   □ Liver Ds. □ HTN
   □ CVA □ Heart Ds
   □ DM □ Cancer

4. 약물이나 음식에 알레르기가 있습니까?

Do you have any food or medical allergies?

☐ Y ☐ N

5. 귀하의 음주(술) 습관은 어떠십니까?

How often do you consume alcohol?

☐ (거의) 마시지 않는다.
(Hardly) none.

☐ 월 2–3회 정도 마신다.
Twice or 3 times a month.

☐ 일주일에 1–2회 마신다.
Once or twice a week.

☐ 일주일에 3–4회 마신다.
3 or 4 times a week.

☐ 거의 매일 마신다.
Almost everyday.

6. 술을 마신다면 1회에 어느 정도 하십니까?

How much do you drink at one sitting?
(a bottle of soju (360 cc) = four bottles of beer (633cc × 4)
= one third bottle of whisky (750cc × 1/3))

☐ 소주 반병이하 less than half bottle of soju
☐ 소주 1병 a bottle of soju
☐ 소주 1병 반 one and a half bottle of soju
☐ 소주 2병 이상 more than two bottles of soju

7. 귀하는 담배를 어느 정도 피우십니까?

How much do you smoke?

□ 피우지 않는다. I do not smoke.

□ 과거에 피웠으나 지금은 끊었다. I used to smoke but quit now.

□ 현재도 피운다. I still smoke.

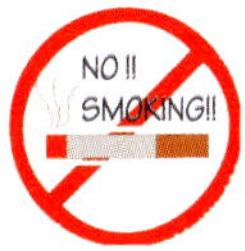

8. 담배를 과거에 피웠거나 현재 피우신다면 하루에 피우는 양과 피운 기간은?

If you used to smoke or still smoke now, how much do you smoke a day and how long have you smoked?

__________ 갑 × ________ 년 = ________

______ pack(s) × ______ years = ________

9. 평소에 어느 것을 즐겨 드십니까?

What is your diet like?

□ 채식을 주로 먹는다. vegetable

□ 채식, 육식을 골고루 먹는 편이다. both

□ 육식을 주로 먹는다. meat

10. 운동을 하십니까?

Do you exercise?

(1) 종류 ______ 주당 ______ 번 하루 ______ 분

(1) kind ______ (times) a week ______ minutes a day

(2) 종류 ______ 주당 ______ 번 하루 ______ 분

11. 귀하의 직업은 무엇입니까?

What do you do for a living?

(1) 직업 Job description:

(2) 근무형태 Type of employment :

□ 2교대 two shifts □ 3교대 three shifts

□ 통상근무 full-time

* 다음 사항은 여성에게만 해당되는 사항입니다.

The following questions are for women only.

12. 성경험이 있습니까?

Have you engaged in sexual intercourse?

□ Y □ N

13. 생리가 아닌데 출혈한 적이 있습니까?

Have you ever bleed while not on your period?

□ Y □ N

14. 월경이 완전히 끊어진 상태(폐경)입니까?

Has your period completely stopped (menopause)?

□ Y □ N

15. 유방에 만져지는 멍울이 있거나 통증이 있습니까?

Do you have a breast lump or pain?

□ Y □ N □ Don't know

* 문진표 작성 후 After questionnaire

먼저 시력 측정을 하겠습니다.

We are going to check your eyesight first.

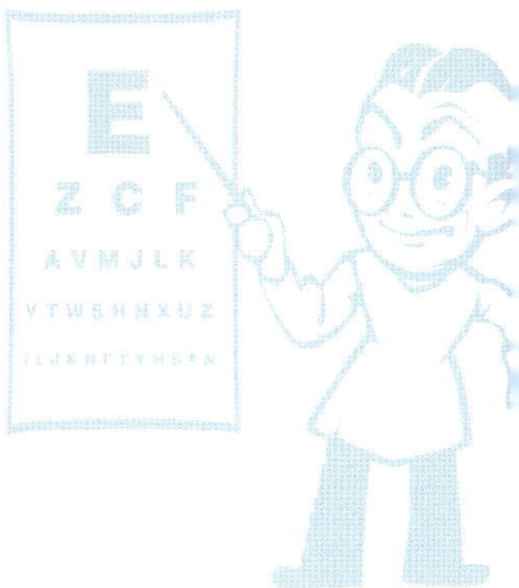

제가 가리키는 시력표의 내용을 저에게 말씀해 주십시오.

Tell me what I am pointing at on the chart.

혈압측정을 하겠습니다.

I am going to check your blood pressure.

인바디 검사를 하겠습니다.

We are going to examine the inside of your body.

양측 손잡이를 잡고 2분 동안 반듯이 서계십시오.

Please stand up right for 2 minutes holding both handlebars.

폐기능 검사를 하겠습니다.

We are going to take a pulmonary-function test.

제 지시에 따라 숨을 크게 쉬었다가 참은 후 마우스 피스를 입에 물고 힘껏 불어보십시오.
제가 그만 하라고 할 때 까지 부십시오.

Follow my instructions; take a deep breath in, hold it and blow it out with a mouthpiece in your mouth.
Blow it until I tell you to stop.

채혈을 하겠습니다.

I am going to take a blood sample.

심전도 검사를 하겠습니다.

You are going to have an ECG.

안압을 측정하겠습니다.

I am going to monitor your intraocular pressure.

치과 검진을 하겠습니다.

You are going to have a dental examination.

초음파를 하겠습니다.

You are going to have an ultrasonography.

내시경 검사를 위해 7동에 있는 검사실로 이동하겠습니다.

Let's move to the endoscopy room at Building 7.

제가 안내해 드리겠습니다.

Follow me.

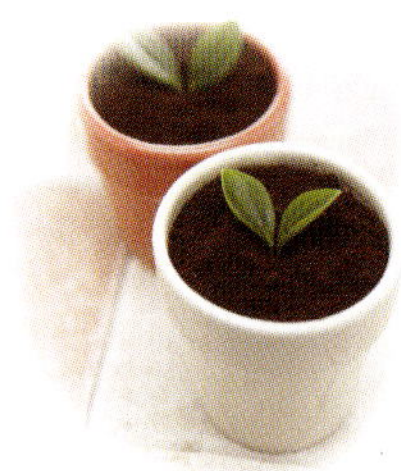

소화기 내과 (Gastroenterology)

■ 결장 경 검사 (Colonoscopy)

결장 경 검사 전 유의사항에 대해 설명하겠습니다.

Let me give you some precautions before you have a colonoscopy.

평소 폐질환이나 심장병(부정맥, 관상동맥질환), 복부 동맥류와 같은 질환이 있으신 분들은 담당 의사나 간호사에게 미리 이야기 해주시기 바랍니다.

If you have any lung or heart diseases (arrhythmia or coronary artery disease) or abdominal artery disease, please inform your doctor or nurse in advance.

고혈압 환자는 검사 당일 아침에 혈압약을 평소와 같이 드시고, 항응고제(아스피린, 코마딘 등)를 복용중인 분께서는 검사 5일전 복용을 일시 중단하고 검사 후 다시 복용하십시오.

If you have high blood pressure, take the blood pressure medicine as usual on the morning of the test day; if you take an anti-coagulant (aspirin or coumadin), discontinue medication temporarily for 5 days before the test.

당뇨 환자는 검사당일 아침 인슐린 주사나 당뇨약을 투여하지 마십시오.

If you have diabetes, do not inject insulin or diabetes medicine on the morning of the test day.

검사 3일 전부터 섬유질이 많은 질긴 채소, 버섯, 씨 있는 과일(수박, 참외, 포도, 키위, 딸기 등) 콩, 건과, 미역, 김, 튀김 류, 고춧가루 등은 피하십시오.

Avoid fiber-laden vegetables, mushrooms, fruit with seeds (watermelon, melon, grape, kiwi, strawberries), nuts, dried fruit, seaweeds, sea laver, fried food or red pepper for 3 days before the test.

검사 전날 하루 종일 죽을 드시는데 저녁식사는 흰죽이나 미음을 소금, 간장으로만 드시고 자정 일까지는 물만 드십시오.(자정이후부터 검사가 끝날 때까지 아무것도 드시지 마십시오)

Eat soft or liquid foods all day before the test; for dinner, eat white rice porridge with a bit of salt or soy sauce and drink water only until midnight. (After midnight until the test is over, do not eat or drink anything)

아락실 1 포 : 검사전날 저녁 7시~10시 사이에 드십시오.

A pack of Araxyl: Take it between 7 and 10 PM before the test day.

시술당일 유의사항에 대해 설명하겠습니다.

Here are some precautions to take on the test day.

대장을 깨끗이 청소하는 것이 검사에 가장 중요합니다.

The most important thing to do before the test is to clean your large intestines thoroughly.

65세 이상의 고령이신분, 비만하거나 평소에 변비가 있으셨던 분들은 더욱 철저히 하셔야 합니다.

Those aged 65 or older or those suffering from obesity or constipation, in particular, must strictly follow the said rules.

콜라이트 분말(4L 통)은 검사당일 아침에 분말이 들어있는 큰 플라스틱용기 속에 미지근한 물을 4L 표시 선 까지 섞은 뒤 약물이 잘 녹도록 한 후 검사 6시간 전부터 10분 간격으로 1컵씩(240 cc) 2~3시간 동안 4L 전부 드셔야만 검사가 가능합니다.

Put Colyte powder (4L container) in a large plastic container, pour lukewarm water up to the inside line of 4L, dissolve the medicine well, and drink one cup (240cc) for 2 to 3 hours every 10 minutes until you drink up all of 4L 6 hours before the test.

작은 비닐 팩의 물약 2개(가소콜 액)를 콜라이트 액을 모두 드신 후 바로 복용하십시오.

Drink two vinyl packs of medicine (Gasocol solution) immediately after finishing the colyte solution.

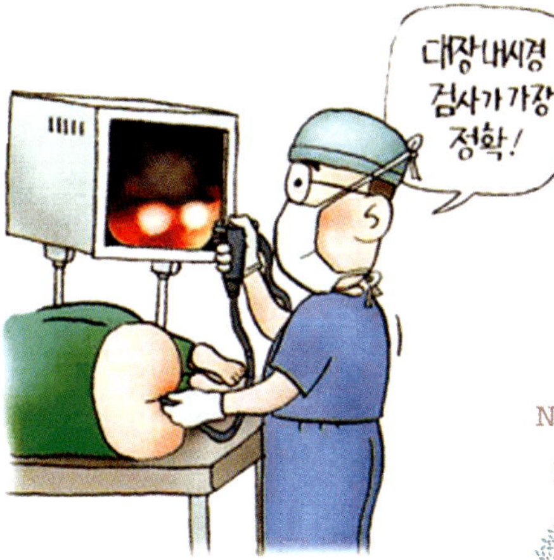

복용 후 2시간 정도 지나면 대변을 보기 시작하다가 4시간 후면 맑은 물과 같은 변을 보게 될 것입니다. 이후에 검사가 가능합니다.

Approximately 2 hours after drinking the medicine, you will start having bowel movements. In 4 hours, you will have watery stools. Then you can take the test.

■ 복부 초음파 (Abdominal ultrasonography)

복부 초음파 검사의 목적과 준비사항에 대해 설명하겠습니다.

Let me explain the purpose and requirements to prepare for an abdominal ultrasonography.

복부 초음파 검사는 복부 내에 위치한 간, 담낭, 담도, 췌장, 비장, 신장 등을 초음파를 이용하여 관찰하는 검사입니다.

An abdominal ultrasonography observes your liver, gallbladder, biliary tracts, pancreas, spleen, and kidneys in your stomach, using an ultrasonic wave.

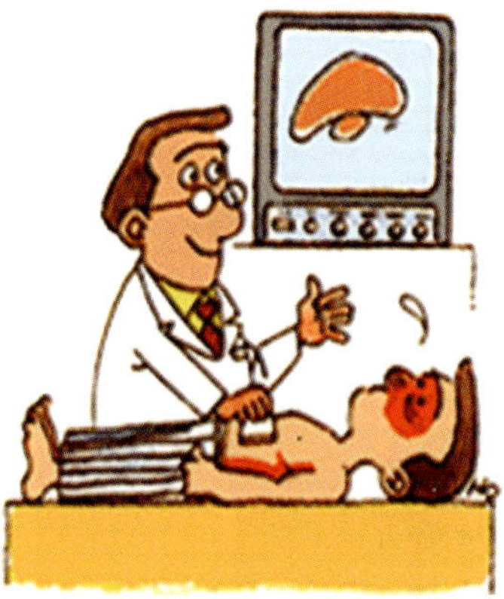

당일 오전 12시 이전에 예약되신 분은 전날 밤 10시부터 금식하십시오.

If you are scheduled for the test before 12 PM, do not eat anything after 10 PM of the previous day.

식사, 물, 우유, 약도 드시면 안 됩니다.

Do not eat anything or drink water, milk or medicine.

당일 오후 1시 이후에 예약되신 분은 아침 8시 이후 금식하십시오.

If you are scheduled after 1 PM, do not eat anything after 8 AM on the morning of the day of the test.

조이는 옷은 피하시고 간편한 복장으로 오시고, 여자는 바지차림으로 오시기 바랍니다.

Instead of tight clothing wear comfortable clothing; female patients have to wear pants.

귀중품을 소지하지 마시고 어린이는 동반하지 마시기 바랍니다.

Leave your valuables at home and do not bring your children.

검사 예약시간까지 수납하지 마시고 바로 7동 3층 소화기센터 검사실로 검사/촬영 예약 표를 제출하시기 바랍니다.

Do not make any payment until the reserved time for the test; submit your test/sonography reservation ticket at the test room in the Digestive Disease Center on the 3rd floor at Building 7.

검사비용은 초음파가 끝난 후 원무과에서 수납하십시오.

Make your payment for your test at the front desk after you finish the ultrasonography.

검사비용은 8만2천원입니다.

You will be charged 82,000 won for the test.

검사기간은 검사실 사정에 의해 변경될 수 있으며, 검사에 대한 예약 변경은 검사전날까지 고객지원센터로 문의하시기 바랍니다.

The test schedule is subject to change depending on the circumstances of the test room.
To change your reservation, please contact the Customer Service Center one day before the test.

검사결과는 해당 진료 과에서 볼 수 있습니다.

You can check your test results at the department where you have taken the test.

▪ 위내시경 검사 (Endoscopy)

위내시경 검사 주의사항에 대해 설명하겠습니다.

Let me give you some precautions about the endoscopy.

검사 전날 오후 10시부터는 아무것도 드시지 마십시오.

Do not eat anything after 10 PM of the day before the test.

식사, 물, 술, 담배, 우유, 약 등 아무것도 드시면 안 됩니다.

Do not eat anything or drink water, alcoholic drinks, milk or smoke.

위 수술을 받으신 분은 3일 전부터 거칠고 딱딱한 음식, 기름진 음식은 금하시고 검사 전날 저녁 식사부터 드시지 마십시오.

If you have had a stomach operation, do not eat tough or

crispy or oily food 3 days prior to the test and do not eat dinner the day before the test.

항응고제(아스피린, 코마딘 등)을 복용중인 분은 검사 5일전 복용을 일시 중단하고 검사 후 다시 복용하십시오.

If you are on anti-coagulant (aspirin or coumadin), discontinue the medicine temporarily for 5 days before the test and resume after the test.

검사당일 아침은 금식하시고 양치질 후, 립스틱은 바르지 마시고 오십시오.

Do not eat breakfast on the test day and do not put anything on your lips after brushing your teeth.

의치는 제거하십시오.

Remove your dentures if any.

검사 예약시간까지 수납하지 마시고 바로 7동 3층 소화기센터 검사실로 검사/촬영 예약 표를 제출하시기 바랍니다.

Do not make any payment until the reserved time for the test; submit your test/endoscopy reservation ticket at the test room in the Digestive Disease Center on the 3rd floor at Building 7.

검사비용은 위내시경이 끝난 후 원무과에서 수납 하십시오.

Make your payment for your test at the front desk after you finish the test.

위내시경은 기본으로 4만5천원, 조직검사 및 추가검사 포함시 약 10만원, 수면내시경은 약 17만원 정도 됩니다.

Endoscopy alone costs 45,000 won, if biopsy and additional tests are conducted, they will cost about 100,000 won; sleep endoscopy costs about 170,000 won.

검사시간은 응급환자 발생 및 검사실 사정에 의해 변경될 수 있습니다.

The test schedule is subject to change depending on emergency cases or circumstances of the test room.

검사결과는 해당 진료과에서 볼 수 있습니다.

You can check your test results at the department where you have taken the test.

검사 후 별다른 지시가 없으면 1시간 후에 가벼운 식사부터 하셔도 됩니다.

Unless otherwise advised after the test, you may eat soft foods in an hour.

귀가는 보호자와 함께 하시고 자가운전은 금해주십시오.

Bring someone to keep you company on your way back home and do not drive a vehicle.

특히 수면내시경 후에는 자가운전은 절대 안됩니다.

After having a sleep endoscopy, you are not allowed to drive.

고혈압 환자는 당일 새벽 5시경 충분한 물과 함께 고혈압 약만 복용하십시오.

If you have high blood pressure, take your medication with plenty of water at about 5 AM on the day.

당뇨병 환자는 당일 아침 인슐린 주사를 맞지 마시고 내시경실에 말씀하십시오.

If you have diabetes, do not inject insulin on the morning of the day and inform the endoscopy room first.

검사 전 투여 약물에 부작용이 발생할 수 있습니다. 먹는 약이나 주사제에 부작용이 있거나 평소에 두드러기가 자주 발생하는 분은 말씀하십시오.

You may have side effects from the medicine injected before the test. If you have had side effects from your drug or injection, or if you frequently have nettle rash, please inform us in advance.

최근에 치과치료를 받고 보철을 하고 계시거나 치주질환이 있으시면 말씀하십시오.

If you have recently had dental treatments or if you are wearing braces or if you have any oral diseases, please inform us in advance.

검사 후 목에 불편함이 있을 수 있습니다. 침은 나오는 것만 살짝 뱉고 너무 세게 뱉지 말아야 합니다. 30~40분이 지나면 목 마취가 회

복 되어 편해지지만 2시간 이상 목에 통증이 지속 될 때는 말씀하십시오.

You may experience uneasiness in your throat after the test. If you have saliva, spit it out lightly, not too harshly. In about 30 to 40 minutes, your anesthetized neck gets back to normal; if the pain in your neck lasts for over 2 hours, however, let us know.

내시경 검사시 목에 너무 힘을 주면 검사 후 침에 피가 묻어날 수 있습니다.

If you tighten your throat during endoscopy, you may have blood in your saliva after the test.

침에 피가 묻어 날 때는 찬물로 입을 헹구시면 도움이 됩니다.

If there is blood in your saliva, rinse your mouth with cold water.

외과 (Surgery)

■ 조직 검사 환자 (For Biopsy patient)

유방 조직 검사하기로 하셨습니까?

You are scheduled for a breast biopsy, aren' t you?

조직 검사는 월요일과 수요일 오후 4시 30분경 시행예정입니다. 시간은 약 30분 정도 소요 됩니다. 예약가능하십니까?

The biopsy is scheduled to be taken at 4:30 PM on Monday and Wednesday. It will take about 30 minutes. Would you like to make a reservation?

언제 검사 가능하십니까?

When are you available?

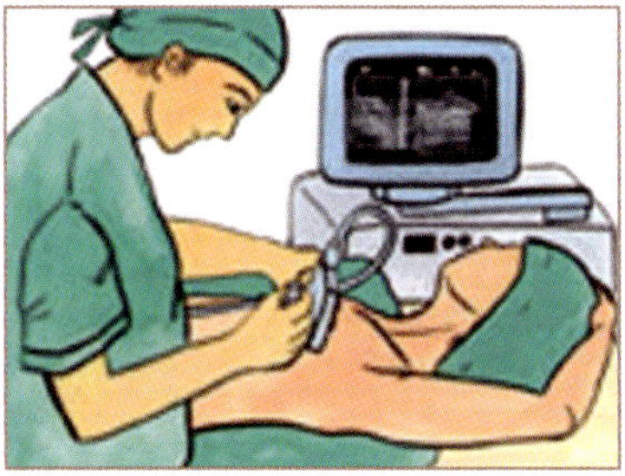

비용은 약 20만원정도 입니다.

It will cost about 200,000 won.

그럼 ○월 ○일 오후 4시 30분까지 저희 과로 방문하시기 바랍니다.

Then visit our department by 4:30 PM on 6 (month) 22 (day).

■ 조직 검사 후 주의사항 (Notice for Biopsy)

약 20분 정도 수술부위를 압박하고 샤워는 내일 오후부터 하십시오.

Compress the area you had an operation on for 20 minutes. You can take a shower after tomorrow afternoon.

조직 검사 결과는 O월 O일 오전에 확인 가능합니다.

You can check your biopsy results on the morning of 6 (month) 22 (day).

오전 몇 시에 오실 수 있습니까?

What time in the morning can you come?

O월 O일 OOO의사 앞으로 예약을 해두었습니다.

You have been scheduled for treatment by Dr Kim 6 (month) 22 (day).

예약증을 원무과에서 수납하시고 O월 O일 OO까지 방문하시기 바랍니다.

Submit your reservation receipt at the reception desk and visit at 5:30 (time) on 6 (month) 22 (day).

실밥은 약 O일 후에 가까운 병원에서 빼십시오.

You can remove the stitches at a nearby clinic in about 3 days.

■ 수술예정 환자 안내 (Patient information on Surgery)

○월 ○일 수술하기로 하셨습니까?

Are you scheduled to have an operation on 6 (month) 22 (day)?

간단한 수술이므로 너무 걱정 마십시오.

The operation is simple, so don' t worry.

수술 전 고혈압과 당뇨가 있어서 순환기 내과와 내분비대사 내과에 의뢰하여 진료를 하셔야 합니다.

If you have high blood pressure and diabetes; you need to have an examination at the department of cardiovascular and endocrine department before the operation.

수술 전 검사로 혈액과 소변검사를 위해 7만원 정도 준비하여 ○월 ○일 내원하십시오.

Before the operation, bring about 70,000 won with you and take blood and urine tests on 6 (month) 22 (day).

시간은 오전 9시부터 오후 5시까지 편한 시간에 오셔도 됩니다.

Between 9 AM and 5 PM you can visit any time you want.

식사는 가능하며, 사탕이나 커피, 음료수 등의 음식만 피하십시오.

You can eat something before you come; just avoid candy, coffee, and soft drinks.

수술 비용은 약 190만원 정도 됩니다.

You will be charged about 1,900,000 won for the operation.

수술 후 2일후에 퇴원하게 됩니다.

You may leave the hospital 2 days after the operation.

O월 O일 오후 4시까지 입원 준비하셔서 오십시오.

Be ready for admission and visit by 4 PM on 6 (month) 22 (day).

입원 동안 보호자 한분은 꼭 계셔야 합니다.

You will need at least one guardian during your stay in the hospital.

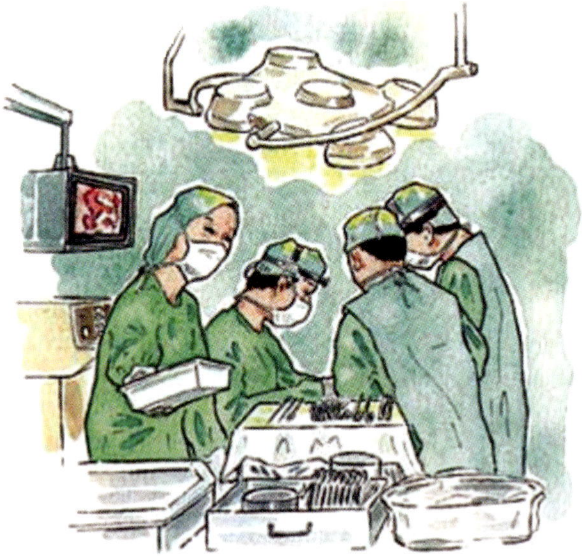

산부인과 (Obstetrics and Gynecology)

■ 산부인과 문진 (History Taking)

약이나 음식물에 대해 알레르기 반응이 있습니까?

Do you have any food or medical allergies?

있다면 어떤 것이 있습니까?

Tell me if you have any.

결혼은 몇 살에 하셨습니까?

When did you get married?

직업은 무엇입니까?

What do you do for a living?

최종학력은 어떻게 되십니까?

Tell me of your academic background.

남편의 이름과 직업은 어떻게 되십니까?

What is your husband' s name and occupation?

남편의 나이는 몇 살입니까?

How old is your husband?

남편의 최종학력은 어떻게 되십니까?

What' s the last school your husband attended?

이번 임신 마지막 월경일은 언제입니까?

When was the last day of your period before becoming pregnant?

집 전화번호와 휴대폰 번호도 말씀해 주세요.

May I have your phone number and mobile phone number?

생리는 규칙적인가요? 불규칙적인가요?

Do you have a regular menstrual period? or irregular?

생리주기는 어떻게 됩니까?

What is your menstrual cycle supposed to be like?

생리양은 어느 정도입니까?

How much do you bleed during your period?

생리는 몇 일간 합니까?

How long does your period last?

생리통은 있습니까?

Do you have menstrual period pain?

분만예정일은 언제 입니까?

What' s the expecting date?

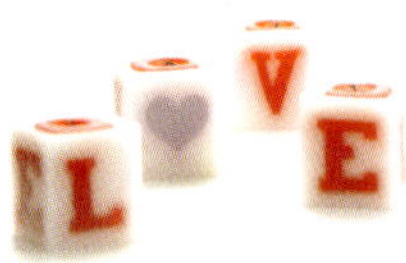

초경은 몇 살 때 시작했습니까?

When did your menstruation start?

이번 임신이 몇 번째 임신입니까?

How many times did you get pregnant before?

인공유산이나 자연유산의 경험이 있습니까?

Have you ever experienced an elective abortion or natural miscarriage?

유산의 경험이 있다면 임신 몇 주에 하셨습니까?

If you have, which week into your pregnancy?

유산 경험이 있다면 몇 번이나 있습니까?

If you have, how many times?

첫째 아이는 몇 년도에 낳았습니까?

When did you give birth to your first child?

마지막 아이는 몇 년도에 낳았습니까?

When did you give birth to your youngest child?

자녀는 몇 명이며, 몇 남 몇 녀 입니까?

How many children do you have? How many sons or daughters?

과거에 당뇨, 고혈압, 결핵, 성병, 심장질환, 신장질환 등 특별한 질환을 앓은 적이 있습니까?

Have you suffered any special diseases such as diabetes, hypertension, tuberculosis, venereal diseases, heart diseases or kidney diseases?

수술을 받으신 적이 있습니까?

Have you had, any operations?

수술을 하셨다면 언제 무슨 수술을 하였습니까?

If you have when or what kind of operation did you have?

키는 몇 센티미터입니까?

How tall are you?

몸무게는 몇 킬로그램입니까?

How much do you weigh?

▪ 산부인과 검사 (Obstetrics and Gynecology Inspection)

속옷을 벗고 치마로 갈아입으신 후 진찰대에 누우세요.

Please, Take off your underwear, change into a skirt, and lie on the examination bed.

질경을 넣겠습니다. 힘을 빼세요.

I will insert a speculum, please relax.

초음파 검사를 하겠습니다.

Now we will take an ultrasonogram test.

혈압을 측정하겠습니다.

We' ll check your blood pressure.

아기가 잘 노는지 검사를 하겠습니다.

We' ll examine the fetal health.

태동을 느낄 때 마다 버튼을 누르세요.

Please press the button every time you feel fetal movement.

아기 심박동소리를 듣겠습니다.

Let' s check your baby' s heart rate.

자가 태동검사를 하루에 한번 씩 하세요.

Please examine the fetal movement by yourself once a day.

10회 태동까지의 소요시간을 측정하는 것입니다.

It measures how long it takes until the tenth fetal movement.

출혈이 있으면 전화하세요.

Please, call us at 220-6388 if there is any vaginal bleeding.

소아청소년과 (Pediatrics)

예방접종은 원무과 접수 후 진료를 마친 다음 외래에서 시행합니다.

Register at the reception desk, finish your medical examination and get your vaccine at the outpatient clinic.

예방접종 후에 고열, 울고 보챔 등 부작용이 있을 수 있습니다.

After the vaccination, the patient may have side effects, such as a fever, crying or fretting.

부작용이 있을 때에는 외래로 문의하시거나 방문하여 진료를 받으셔야 합니다.

If you see any side effects, contact us or visit the clinic for an examination.

예방접종 일정은 교수님 진료일에 맞춰 진행됩니다.

The vaccination schedule will be implemented in accordance with the doctor' s schedule.

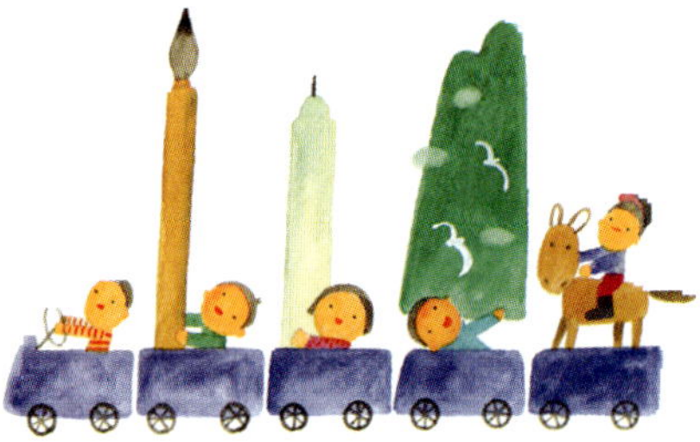

안 과 (Ophthalmology)

■ 시력검사 (Eyesight Test)

시력검사를 하겠습니다.

Let' s test your eyesight.

선 뒤에 서 주세요.

Please stand behind that line.

먼저 왼쪽 눈을 검사하겠습니다.

First, I' m going to test your left eye.

왼눈을 가려주세요.

Please cover your left eye.

작은 글자부터 읽어 보세요.

Please read the smallest letter first.

제가 지시하는 글자를 읽으실 수 있습니까?

Can you read the letter or number I am pointing at?

이제 오른쪽 눈을 검사할께요.

Now, let me test your right eye.

다른 검사가 더 필요할 수 있습니다.
6번 방으로 가세요.

You may have to have additional tests.
Please go to room 6 (It' s just next door).

■ 시야검사 (Visual Field Test)

시야를 검사하겠습니다.

I' d like to check your field of vision.

오른쪽 눈을 가려주세요.

Please cover your right eye.

제 검지 손가락을 보세요.

Can you see my index finger?

제가 검지 손가락을 움직일 때 머리를 움직이지 말고 제 검지 손가락이 안보일 때 저에게 알려 주세요.

As I move my index finger, don' t move your head and let me know when you can' t see my finger.

머리를 움직이지 말고 제 검지 손가락을 따라와 보세요.

Do not move your head and follow my index finger.

감사합니다.

Thank you.

■ 반사검사 (Light reflex)

눈 반사에 대해 검사하겠습니다.

I' d like to check your eye reflexes.

먼저 왼쪽 눈을 검사하겠습니다.

First, let me check your left eye.

양쪽 눈으로 저기에 있는 그림을 주시 해 주세요.

Keep both your eyes focused on the picture over there.

그림을 주시하는 동안 제가 빛을 비춰볼 것입니다.

I am going to put the light on the picture while your eyes are fixed on it.

■ 각막반응검사 (Corneal reflex)

제가 눈 검사를 도와드리겠습니다.

Let me help you with the eye exam.

불편하거나 통증이 있으시면 말씀해 주십시오.

If you are uncomfortable or feel pain, let me know.

눈이 약간 아플 수 있는 검사를 하겠습니다.

The test may hurt your eyes a little bit.

죄송하게 생각합니다.

I' m sorry about that.

그러나 각막을 검사하는 것은 매우 중요합니다.

However, it' s very important to check your cornea.

가능한 한 빨리 마치도록 하겠습니다.

I' ll make it as quick as possible.

날카로운 자로 안구를 건드릴 예정입니다.

I' m going to touch your eyeball with a sharp stick. Are you all right? Thank you.

왼쪽을 보세요.

Please look at the left side.

왼쪽으로 고개를 돌리세요.

Please turn your head to the left.

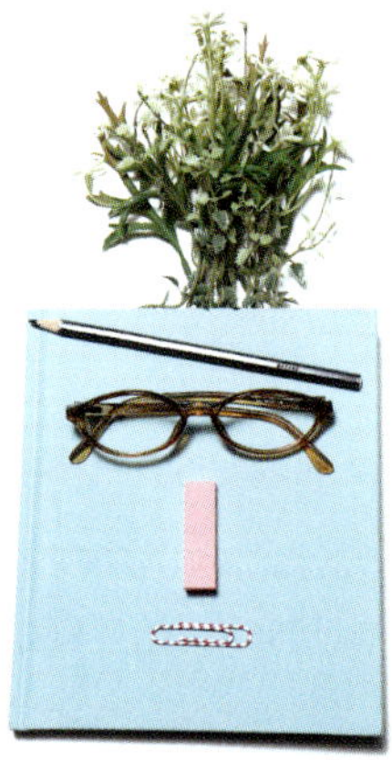

■ 망막검사 (Retina examination)

눈 뒤쪽을 검사하겠습니다.

I am going to examine the back of your eye.
Is it okay?

검사하기 전에 안약을 넣어 동공을 키우겠습니다.

Before the test, I need to dilate your pupils with special eye drops.

동공이 커질 것입니다.

I' ll make your pupils open up and get bigger.

걱정하지 마세요. 검사를 위해 일시적으로 커지는 것입니다.

Don' t worry. They will only become bigger temporarily during the exam.

8시간 정도 커져있을 겁니다. 운전이나 독서는 어렵습니다.

It will remain like this for 8 hours. It will be difficult to drive or read a book.

동공에 빛을 비추겠습니다.

I' ll shine the light into your pupils.

많은 검사로 고생 많으셨습니다.

You did an excellent job on the tests!

동공이 확대된 상태로 운전 하시는 것은 위험합니다.
절대 운전하지 마시고 조심해서 귀가하십시오.

It is dangerous to drive with your pupils dilated.
Do not drive and I wish you a safe trip back home.

이비인후과 (Otorhinolaryngology)

어느 쪽 귀가 안 들리나요? 혹시 통증이 있거나 농이 나오지 않나요?

Which ear can you not hear well with?
Do you have any pain or ear discharge?

이경으로 귀 상태를 보겠습니다.

Let me look into your ear with an otoscope.

후두내시경으로 목안을 살펴보겠습니다.

I will look into your throat with an endoscopy.

부비동내시경으로 코 안을 살펴보겠습니다.

I will exam your nose with an endoscopy.

검사할 때 조금 불편합니다.

It will be a little bit unpleasant during the exam.

고막은 깨끗합니다. 청력검사 시행하고 오십시오.

Your ear drum seems clean. Please go and get a hearing test done.

오른쪽으로 돌아가면 청력검사실이 있으니 검사하고 오십시오.

Turn right and you will find an audiogram booth. Get your test done there.

바늘조직 검사와 목 컴퓨터촬영 예정입니다.

You will need a needle aspiration biopsy and a neck CT.

6동 3층 해부병리과로 가셔서 바늘조직 검사하시고 영상의학과에서 목 컴퓨터촬영 시행하고 오십시오.

Go to the pathology department on the 3rd floor at Building 6 and get your needle aspiration biopsy done. Take your neck CT at the Radiology department as well.

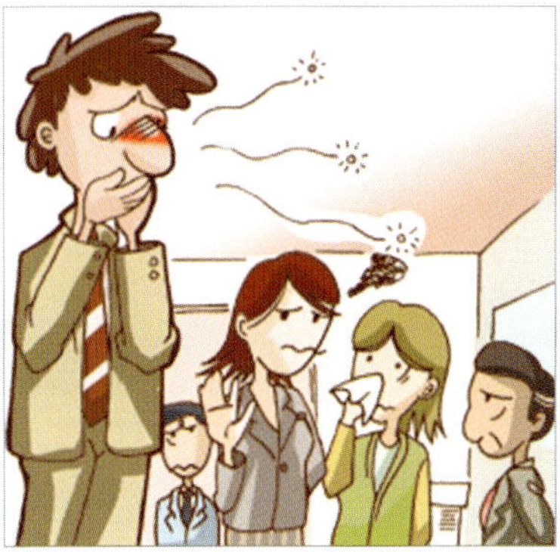

비뇨기과 (Urology)

■ 전립선질환 (Prostate Disease)

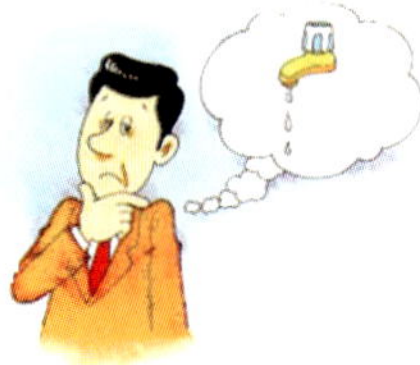

전립선염에 대한 검사를 시행 하실 겁니다.

We are going to run a few tests on prostatitis.

6동 1층 원무과에서 수납 후 1동 2층 채혈실에서 소변염증검사와 신장 기능을 알아보는 피검사 시행하십시오.
검사결과는 약 2시간 후에 나올 겁니다.

After making your payment at the reception desk on the 1st floor at building 6, take your urine test to the blood collecting room on the 2nd floor at building 1 and your blood test to check inflammation and kidney function.
You will get your test results in about 2 hours.

채혈실에서 바코드 한장을 주실 겁니다.

You will get a bar code label at the blood sampling room.

물을 많이 드시고 소변을 참고 요의를 느낄 때 채혈실에서 준 바코드를 가지고 비뇨기과 외래로 오시면 전립선 마사지검사와 요속도 검사 예정입니다.

Drink a lot of water and hold your urine.
When you feel like urinating, take the bar code with you to the ambulatory urology clinic for prostate-massage test and uroflowmetry.

소변이 많이 보고 싶으십니까? 평상시처럼 화장실을 가고 싶다는 요의가 있을 때 간호사에게 말씀해주세요.

Do you need to urinate badly? If you feel like urinating as usual, let your nurse know.

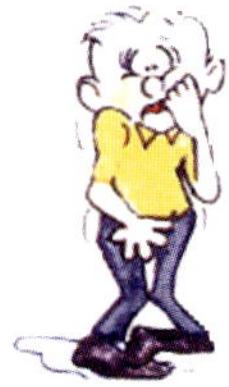

제가 요속검사실로 안내하겠습니다.

I will accompany you to the uroflowmetry test room.

평상시처럼 변기에 소변을 보시면 됩니다.

You can just urinate in the toilet as usual.

다음 검사는 1검사실에서 의사선생님이 잔뇨 검사와 직장수지검사, 전립선 마사지 검사예정입니다.

The next tests are residual urine test, rectal exam and prostate massage test in exam room 1.

힘드셨죠? 전립선염증 검사 후 결과는 30분정도 소요됩니다.
결과가 나오면 다시 진료예정입니다. 잠시만 기다려 주십시오.

Are you alright? Prostatitis test results will be back after 30 minutes.
If the results are ready, another appointment will be made. Please wait for a moment.

전립선염증 치료 시에는 음주는 절대 금합니다.

Never drink alcohol while treating prostatitis.

▪ 발기부전 (Impotence)

발기부전에 대한 검사를 시행하겠습니다.

I' d like to run a few tests on impotence.

콜레스테롤검사와 남성호르몬 검사를 피검사로 시행 예정입니다.

We' ll draw some blood for a cholesterol test and male hormone test.

혈액검사시에는 전날 저녁 식사 후 금식 후 다음날 오전 9시 이전에 내원하여 1동 2층 채혈실에서 검사를 하여야 정확한 검사가 시행 될 수 있습니다.

Before blood sampling, you must not eat anything after having dinner the night before and visit the hospital before 9 AM for blood sampling in the blood sampling room which is located at block 1, second floor.

남성호르몬 검사는 오전 9시 이전에 시행되어져야 합니다.

The male hormone test should be done before 9 AM.

음경에 발기주사를 맞고 5분 간격으로 발기되는 강도를 검사 예정입니다.

We are going to test the rigidity of the erection every 5 minutes, after the penile injection.

음경 초음파 예정입니다.

You will have a penile ultrasonography.

음경초음파는 비뇨기과 외래에서 시행되는 검사이며 비용은 약 25만원 정도 준비하십시오.

Penile ultrasonography will be performed in an ambulatory urology clinic, and it will cost you about 250,000 won.

음경초음파는 ○○교수님께서 직접 시행하며 초음파 후 바로 결과를 확인하실수 있습니다.

Pf. Kim will perform penile ultrasonography, and you can see the result right after the procedure.

음경초음파 전에는 발기주사제를 맞고 음경이 확대된 상태에서 검사를 하게 됩니다.

A penile ultrasonography will be done while your penis is dilated with penis injection.

원무과 수납 후 1동 1층 약국에서 발기주사제를 타 오십시오.

After paying at the administration department on the ground floor of block 1, get a penile injection from the pharmacy.

소요시간은 1시간 정도 소요됩니다.

It will take about 1 hour.

귀가 후 발기가 1시간 이상 지속되면 언제든지 응급실로 내원 하십시오.

If the erection lasts for more than 1 hour after leaving the hospital, please visit the emergency room.

콜레스테롤수치가 높으십니다. 하루에 30분에서 1시간 정도의 땀이 날 정도의 걷기와 같은 꾸준한 운동이 도움이 되며 야채류 위주의 식생활이 도움이 됩니다.

You have a high cholesterol level. A vegetable diet and regular exercise such as walking, 30 to 60 minutes per day, might help.

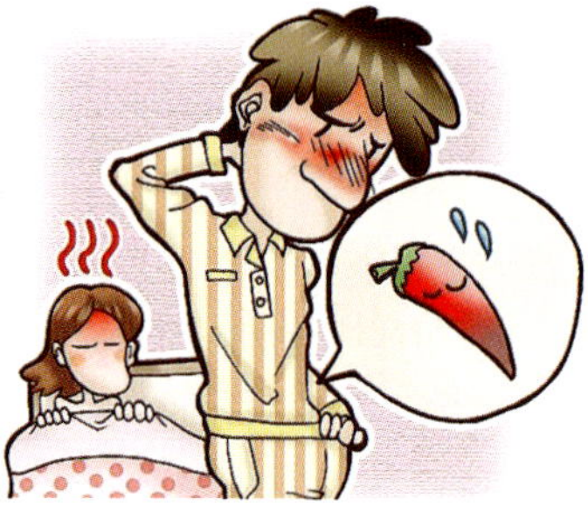

■ 결석 환자 (Patients with ureter stones)

비뇨기과 외래에서 결석의 위치와 크기를 알아보기 위해 초음파를 시행 예정입니다.

In the ambulatory urology clinic, we will perform an ultrasonography to check the location and size of the stone.

결석의 위치를 잘 확인하기 위해서는 방광이 찬 상태에서 초음파를 시행하여야 합니다.

In order to identify the location of the stone precisely, an ultrasonography needs to be performed with your bladder fully filled.

비뇨기과 앞에 정수기가 있습니다.

At the entrance of the urology clinic, drinking water is provided.

500cc 정도의 물을 마시고 소변이 보고 싶을때 비뇨기과 초음파실로 가십시오.

Drink 500cc of water and go to ultrasonography room if you feel you need to urinate.

초음파 후 다시 교수님의 진료를 받으셔야 합니다.

After the ultrasonograhy, you need to see the professor again.

체외충격파 쇄석술을 예약해 드리겠습니다.

We will reserve you for an extracorporeal lithotomy.

체외충격파 쇄석술은 약 1시간 정도 소요되며 시술 후에는 결석배출을 위해 하루에 2L 가량의 물을 드셔야 하며 줄넘기 같은 운동이 도움이 됩니다.

The extracorporeal lithotomy will take at least 1 hour, and after the procedure, you need to drink 2 liters of water per day for stone discharge. Exercises such as jump-rope might help too.

배뇨시 결석이 빠질 경우 다음 내원시 결석을 가져오시면 결석성분을 분석이 가능합니다.

If the stone comes out during urination, bring it for the composition analysis when you visit us next time.

결석을 방지하기 위해서는 하루에 2L 가량의 물을 드셔야하며 저염식이를 하여야 합니다.

You need to drink 2 liters of water everyday and have a low sodium diet to prevent urolith.

결석예방을 위해 1년에 한번씩 소변검사와 초음파를 권장합니다.

We recommend you to take a urine test and ultrasonography each year to prevent urolith.

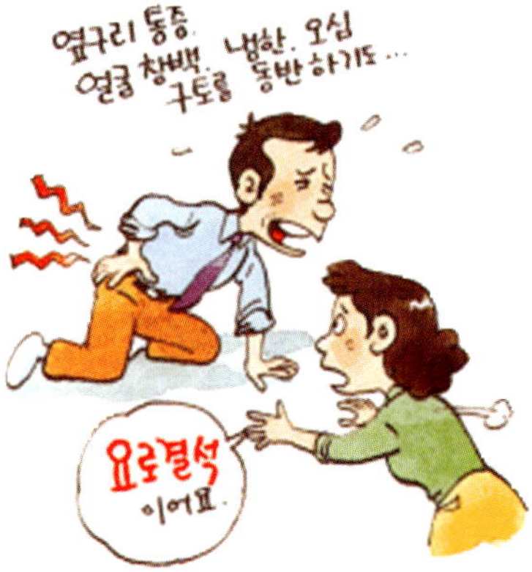
옆구리 통증.
얼굴 창백.
냉한. 오심
구토를 동반하기도 ...
요로결석
이에요.

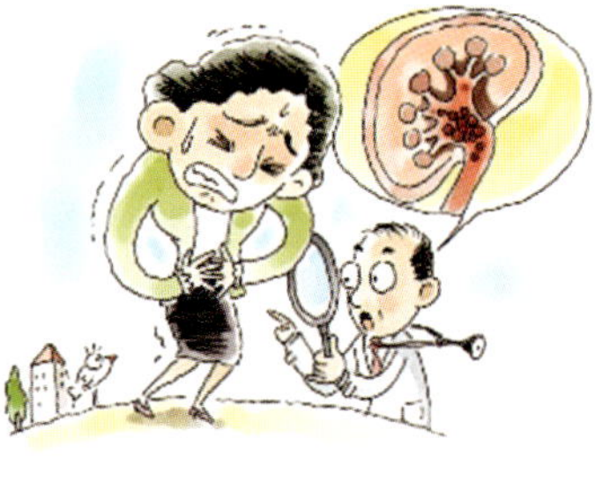

성형외과 (Plastic surgery)

■ 국소마취 수술 시 주의 사항 (Notice for local anestnetic surgery)

식사는 하고 오셔도 됩니다.

You are allowed to eat before undergoing local anesthesia.

수술 30분 전에 내원 하십시오.

Make sure to arrive 30 minutes before the procedure.

얼굴 수술할 시에는 화장하지 마십시오.

Do not apply make-up if the surgery is to be performed on your face.

수술한 당일과 그 다음 날까지는 얼음찜질 하세요.

Apply an ice pack on the day of the procedure until the following day.

실밥은 얼굴은 보통 3일과 5일에 나누어서 제거하고, 손이나 발쪽은 10일에서 2주 사이에 제거 예정입니다.

You will remove the stitches in three days or five days if the surgery is to be performed on your face or 10 days to 2 weeks if undergoing the surgery on the hands or feet.

예약된 날에 실밥을 제거해 드리겠습니다.

We will remove the stitches on the reserved date.

눈꺼풀 수술을 하시면 3, 4일 후에 실을 제거합니다.

You will remove the stitches in 3 or 4 days if you undergo cosmetic eyelid surgery.

피부과 (Dermatology)

수술부위에 마취연고를 바르고 40분 이상 지나야 마취가 됩니다.

Apply anesthetic ointment on the surgery area and wait for 40 minutes until anesthesia kicks in.

수술준비가 되면 호명을 하겠습니다.

Your name will be called when your surgery is ready.

냉동치료(cryosurgery) 시 통증이 있으며 시술 후 물집이 잡히면 처방된 연고를 하루 2회 바르십시오.

During the cryosurgery, you may experience a pain and after the surgery, if you get a blister, apply the prescribed ointment twice a day.

습포하는 물약은 1동 1층 약국에서 약을 타세요.

Get the liquid to apply at the pharmacy on the 1st floor at Building 1.

습포는 하루 2회하며, 거즈에 적셔서 환부에 올려 놓으세요.

Apply the wet compress twice a day by soaking gauze with it and putting it on the surgery area.

연고가 화끈거림이 있을 수 있으며, 많이 화끈거리면 횟수를 줄여서 사용하세요.

The ointment may cause skin burning; if the burning persists, reduce the number of applications.

하루에 한번 연고를 바른 후 듀오 덤을 잘라서 붙이세요.

After applying the ointment once a day, cut Duo Derm and attach it on to the surgery area.

소독은 매일 가까운 병원에서 하세요.

Get the surgery area disinfected every day at a nearby clinic.

알레르기 반응검사는 2일 후에 방문하여 결과를 확인할 수 있습니다.

Check your allergy test results at the clinic in 2 days.

심장초음파실 (Echocardiography Laboratory Room)

탈의실에서 상의를 모두 벗으시고 검사복으로 갈아입고 나오십시오.

This is the dressing room.
Take off (or remove) all your upper garments and put on the gown.

의자에 앉아 기다려 주십시오.

Please have a seat and wait until you are called.

Mr.○○○? 신발을 벗고 침대에 반듯하게 누워주십시오.

Mr/Ms Smith? Please take off your shoes and lie on your back on this table.

단추를 풀어주십시오.

Please unbutton your gown.

왼손을 위로 올리고
좌측을 향해 누워주십시오.

Raise your left hand
and turn on the left side.

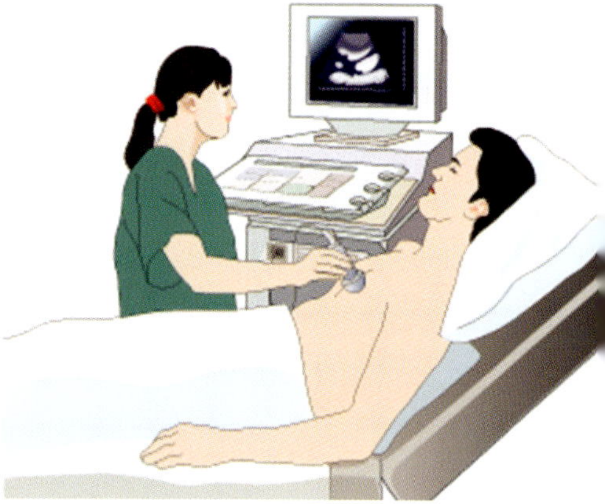

숨을 들이 마시고 내쉬고~~ 숨 참으십시오.
숨을 조금만 들이마시세요.

Breathe in and breathe out ~~ Hold (or hold your breath).
Breathe in just a little bit.

오른쪽으로 약간만 기대보시겠습니까?

Please lean slightly towards the right.

반듯하게 누우시고 무릎을 구부려주십시오.

Lie on your back and bend your knees, please.

이제, 베개를 빼겠습니다. 고개를 뒤로 젖혀주십시오.

Now, I'll remove the pillow. Please lift up your chin.

검사는 끝났습니다. 결과는 담당교수님께 보내질 것이니 결과에 대해 교수님과 상의하시면 됩니다.

The examination is over.
We will send the results to your doctor soon. Your doctor will discuss the results with you.

옷을 갈아입으시고 진료실로 교수님을 만나러 가십시오.

Please change your clothes and go to see your doctor.

혈관촬영실 (Clinical cardiac catheterization laboratory)

■ 시술 전 응대 (Response before treatment)

안녕하세요. 성함이 어떻게 되십니까?

Hello, what' s your name?

식사는 어떻게 하셨는지요.

What did you eat?

현재 불편하신 점은 없습니까?

Anything you are uncomfortable with?

화장실을 지금 다녀오시는 것이 좋을 것 같습니다.

You' d better go to the washroom right now.

앞 환자가 시술 중이므로 약간 기다리셔야 합니다.

Another patient before you is under procedure, so please wait here.

속옷은 벗으셨습니까?

Did you take off your underwear?

보호자는 보호자 대기실에서 기다리세요.

The patient' s family should wait in the waiting room.

시술이 끝나면 부르겠습니다.

We will call you when the procedure is finished.

시술은 약 1시간 걸립니다.

The procedure takes approximately one hour.

시술 후 이상소견 있을 경우 교수님이 설명해 주실 겁니다.

After the procedure, if you have something to talk about, consult your doctor.

검사기간 동안 보호자는 자리를 이동하시면 안됩니다.

During the test, family members should not leave their seats.

안경은 쓰고 계셔도 됩니다. 틀니는 빼지 않아도 됩니다.

You may keep your eyeglasses on.
You may keep your dentures on.

▪ 시술준비 및 시술 중 응대 (Prepare treatment response)

이쪽으로 올라와 누워주세요

Please come here and lie on the table.
(Please lie down over here.)

머리 조심하세요.

Please watch your head.

시술을 위해 바지를 내리겠습니다.

I am going to remove your pants for the procedure.

허리를 들어주세요.

Please raise your waist a bit.

시술대가 좁아서 손을 고정하겠습니다.

This bed is narrow, so I will fix your hands to the sides.

검사를 위해 면도를 하고 회음부를 가리겠습니다.

I' ll shave your hair and cover the perineal region for the test.

시술 전에 몸에 심전도를 부착하겠습니다.

Before the procedure, I' ll stick eletrocardiograms on your body.

이 부분을 검사를 위해 소독하는데, 차가울 수 있습니다.

While I disinfect this area for the test, you might feel cold.

소독 후 소독포로 곧 덮어드리겠습니다.

After disinfection, I' ll cover it up with sterilized bandages soon.

검사하는 동안 손을 배위로 올리면 안됩니다. 소독부위가 오염될 수 있고 사진에 손이 나올 수 있습니다.

During the test, you are not allowed to put your hands on your stomach.

The disinfected area might get infected and your hands can appear in the picture.

시술에 방해가 될 수 있으니 다리는 절대 굽히시면 안됩니다.

Don't bend your legs as it will disturb the procedure.

마취를 합니다. 약간 아프실 수 있습니다. 그 후에는 괜찮습니다.

While I am anesthetizing you, it might hurt a little. After that, it will be all right.

묵지근한 통증이 있을 수 있습니다.

You might feel a dull pain.

검사 시간 동안 불편하신 사항은 말씀을 하십시오. 제가 옆에 있겠습니다.

Please let us know if you are uncomfortable during the test. I'll stay with you.

가슴이 답답하세요?

Does your chest feel heavy or tight?

시술 중에는 가슴이 답답할 수 있습니다.

Your chest might feel heavy and tight during the procedure.

왼쪽 어깨나 왼쪽 목에 통증이 있을 수 있습니다.

You might feel pain in your left shoulder and left neck.

시술이 잘되고 있습니다.

The procedure is going well.

가슴이 많이 답답하시면 말하세요.

If your chest feels very heavy or tight, please let me know.

시술 중에 움직이면 안됩니다.

Please do not move during the procedure.

검사 중 조영제로 인해 가슴이 뜨거울 수 있습니다. 놀라지 마십시오.

Don' t be shocked. You might feel a fever in your heart due to the dye.

혈관을 확장해서 통증이 있습니다.

We dilated blood vessels. You might feel pain.

혈관확장제로 인해 머리가 아플 수 있습니다.

You might have a headache due to the vasodilator.

물수건을 대드릴까요?

Do you need a small damp towel?

숨을 얕게 천천히 쉬십시오.

Please take a light breath slowly.

기침을 배가 울리게 하십시오.

Please cough to echo your stomach.

혈관 확장으로 인해 약간 가슴이 답답할 수 있습니다. 참으세요.
You might feel tightness in the chest area due to the blood vessels dilatating. Please be patient.

심하시면 말씀하십시오.
If you feel heavy pain, please tell us.

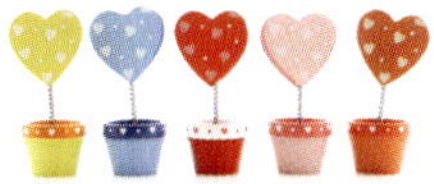

■ 시술 후 응대 (Response after Treatment)

3개의 주요혈관이 심장을 움직입니다.
The three main blood vessels work to move the heart.

그 중 왼쪽에 2개, 오른쪽에 1개가 있습니다.
Among these, two are on the left and one is on the right.

오른쪽 혈관이 좁아져서 stent를 삽입하여 혈관을 넓혔습니다.
The right blood vessel has become narrow, so we dilated it by implanting a stent.

왼쪽 혈관 중 1개 혈관이 좁아져서 stent를 삽입하여 혈관을 넓혔습니다.
One of your left blood vessels has become narrow, so we dilated it by inserting a stent.

왼쪽 혈관 중 2개 혈관이 좁아져서 stent를 삽입하여 혈관을 넓혔습니다.

Two of your left blood vessels had become narrow, so we dilated them by implanting stents.

시술한 부위는 6시간 동안 움직이시면 안 됩니다.

The area where the procedure was performed should not be moved for six hours.

시술한 부위에 피가 흘러나오면 말해 주세요.

Please let me know if any blood oozes from the procedure site.

검사시간동안 조영제를 사용하므로 충분히 물을 많이 드세요.

Please drink a lot of water.

누워서 소변을 보셔야 됩니다.

You have to urinate lying down.

심전도를 검사하겠습니다.

I' ll check the electrocardiograms.

재협착이 올수 있으므로 증상이 없어도 9개월 후에 재검을 하셔야 합니다.

Even though there' s no symptoms, you have to get a re-inspection, because re-stenosis could come!

2개월 후부터 운동을 하실 수 있는데, 시작 전에 담당교수님과 상의하십시오.

You can exercise after 2 months. Before starting exercise, take a doctor' s advice, please.

안내책자입니다. 질환과 주의사항에 대해 나와 있으니, 꼭 읽어 보십시오.

This is a guide book. There is some information about diseases and directions in it. Please make sure to read it.

열쇠고리입니다. 순환기내과 외래 전화번호와 심도자실 전화번호이니 문의 사항 있으시면 전화하십시오.

Take this key ring and phone numbers of the cardiovascular medicine outpatient clinic and the catheterization laboratory. Call us if you have any questions.

검사한 쪽 다리를 구부리시면 안 됩니다.

Don' t bend the tested leg, please.

검사부위에 출혈이 있거나 통증이 있으시면 간호사에게 알려주세요.

If you feel pain or bleeding, please tell us.

검사가 끝났으므로 음식을 드셔도 됩니다. 그러나 누워서 드셔야 하니 보호자가 도와주십시오.

It' s okay to eat, but you have to eat lying down. Family members! Please help.

소화기 센터 (Digestive Disease Center)

■ 접수실 (Registration Desk)

무슨 검사가 예약되어 오셨나요. 검사 예약지를 주세요.

What exam are you reserved for?
(What exam are you supposed to take?)
Let me confirm your reservation.

대기실에서 잠시만 기다려주세요.

Please wait for a moment in the waiting room.

일반내시경 검사와 수면내시경 검사가 있으며 선택하실 수 있습니다.

Endoscopy can be carried out as either ordinary (usual) endoscopy and sedative endoscopy.
You can choose between these two.

교수님께 내시경 검사를 받는 선택 진료신청서에 서명 부탁드립니다.

Please sign this document saying you are going to take endoscopy from assigned professor.

수면내시경 서약서입니다. 서명 부탁드립니다.

Please, sign here at the written agreement for sedative endoscopy.

▪ 검사실 (Endoscopy Room)

상의만 갈아입고 준비실로 오세요. 소지품은 탈의실장에 보관하세요.

Please, come to the preparation room after changing into only upper garments.

Keep your belongings at the locker.

하의만 갈아입고 준비실로 오세요. 소지품은 탈의실장에 보관하세요.

Please, come to the preparation room after changing into only lower garments.

이 약은 장내 가스를 줄여줍니다.

This medicine is for reducing bowel gas.

입을 크게 벌려 이것을 삼키십시오.

Open your mouth wide and take down (swallow) this.

이 약은 입안의 통증을 줄여줍니다.

This medicine reduces pain inside your mouth and throat.

입안에 5분 정도 머금은 후 삼키십시오.

Keep this medicine in your mouth for about 5 minutes and then swallow it.

이 주사약은 위통을 줄여주고 위장 운동을 감소시켜 줍니다.

This injection will reduce your stomachache and bowel movement.

주사 바늘이 들어갈 때 조금 아프실 것입니다.

You can feel a little bit of pain from the needle prick.

왼쪽으로 누워서 무릎을 구부려서 가슴 쪽으로 당기십시오.

Please, lie on your left side and bend your knees toward the chest.

수면제를 주사합니다. 눈 뜨고 있다고 잠 오면 주무세요.

This injection will introduce sleep. If you feel sleepy, close your eyes.

close your eyes while asleep.

침을 삼키지 마시고 흘리십시오.

Please don' t try to swallow your saliva, just drool it.

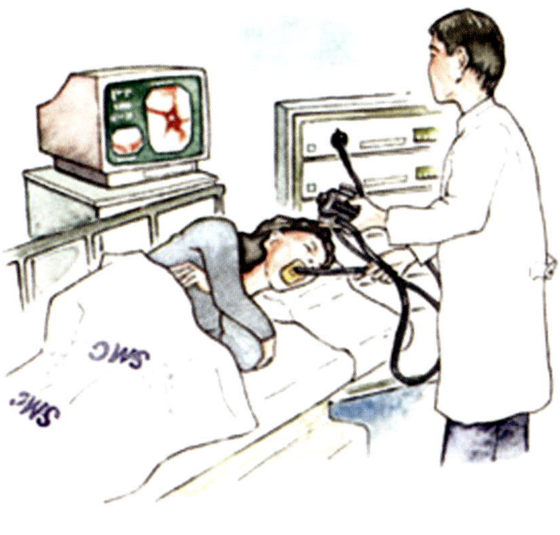

몸에 힘을 빼고 천천히 코로 숨을 쉬십시오.

Please relax and breathe through your nose slowly.

무릎은 구부리고 다리를 세운 채로 반듯이 누워주세요.

Bend your knees and lie down on your back.

검사가 끝났습니다. 협조해 주셔서 감사합니다.

The exam is over. thank you for your cooperation.

■ 검사 후 주의 사항 (After endoscopy care)

목 마취가 풀리는 30분 후부터 물과 죽을 드세요.

You can drink water and have a liquid meal in 30 minutes after the anesthesia disappears.

조직검사를 하였습니다. 찬물을 목 마취가 풀리는 30분 후부터 먹고 3시간 후부터 죽은 식혀서 드세요.

We had a forcep biopsy on your stomach. You can have cold water after 30 minutes and cold liquid meal after 3 hours.

출혈 증상이 있으면 내시경실이나 응급실로 문의 하세요.

When you experience bleeding, contact immediately through endoscopy and emergency room.

배에 가스가 차서 오후동안은 불편하실 겁니다.

Due to bowel gas, you would feel uneasy during the afternoon.

물은 바로 먹어도 되고 죽은 2시간 정도 후부터 드세요.

You can drink water immediately, however, liquid meals should wait for 2 hours.

배가 계속 많이 아프면 내시경실이나 응급실로 문의 하세요.

If your abdomen (belly) hurt continuously, make an inquiry to endoscopy unit and emergency department.

원무과에 수납하고 외래로 가서 결과 설명을 듣기 바랍니다.

It would be grateful for you to pay your charges at the accounting department and go to the outpatient clinic for consultation.

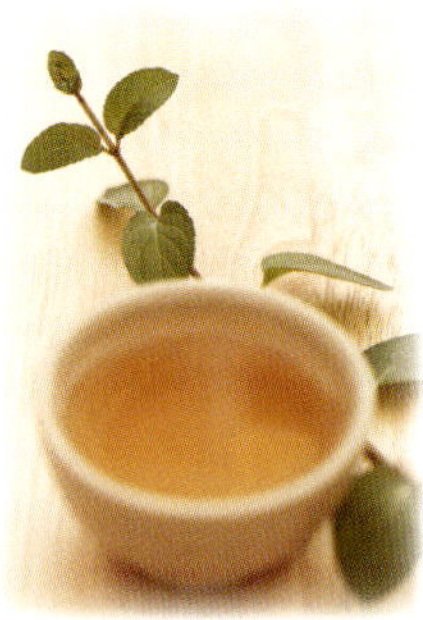

산업의학과 (Occupational and Environmental Medicine)

▪ 일반검진 (General Examination)

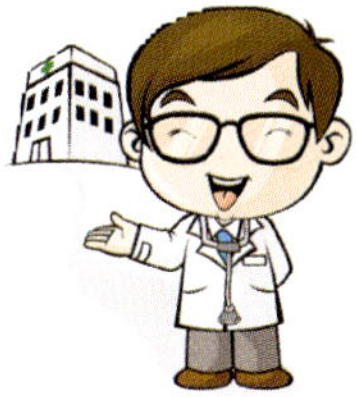

무엇을 도와드릴까요?

May I help you, sir?

접수하고 오십시오. (접수 하셨습니까?)

Please go to the registration desk and they will help you.
Have you registered?

잠시 기다리세요. 먼저 오신 고객먼저 안내 후 곧바로 설명해 드리겠습니다.

Please, wait a moment. Sit down.
I will attend to the customer who came first and come back.

4~6시간 이상 금식하셨나요?
금식안하셨으면 금식 후 다른 날 방문해주세요.

Have you fasted (have not eaten anything) for about 4~6 hours?
If not, please visit us another day after fasting.

혈액 및 소변 검사와 가슴엑스레이 촬영을 하실 예정입니다.

You are scheduled to take blood and urine tests and an X-ray.

1층 원무과에서 계산하시고, 1동 2층 채혈실로 가셔야 합니다.

Please go to the first floor registration desk and then go to the main building (First building) second floor to the laboratory department.

결과는 내일 4시 이후에 전화확인 후 찾으러 여기로 오세요.

For the results please call us first, for confirmation at 4 o' clock tomorrow afternoon, then visit us for your examination results. Visit right here.

■ 채용 신체검사 (Physical Examination)

채용 신체검사 하러 오셨나요?

Have you come to get a physical examination for a job application?

잠시 앉아 기다리세요. 먼저 오신 고객 먼저 안내 후 설명해드리겠습니다.

Please sit here and wait for a moment. I will attend to the customer who came first and come back.

신분증 좀 보여 주세요

May I see your ID card, please?

채용신체검사가 필요하십니까?

Do you want to do full medical exam (test)?
Only TBPE and HIV test?
(pre-employment exam)

4~6시간 이상 금식하셨나요?
금식안하셨으면 금식 후 다른 날 방문해주세요.

Have you fasted (have not eaten anything) for about 4~6 hours?
If not, please visit us another day after fasting.

주민등록번호(또는 생년월일), 전화번호를 작성해주세요.

Please write down your I. D. (identification) number (or your Birth date and year), and telephone number.

몸무게와 키를 재겠습니다. 신발을 벗고 체중계에 올라서세요.

Let me check your weight and height.
Please take off your shoes and then step on the scale.

내려오세요, 신발을 신으세요.

Get down, put on your shoes.

혈압을 측정하겠습니다. 팔을 안으로 넣으세요.

We will check your blood-pressure. Please put your arm inside.

시력검사를 하겠습니다.

I' d like to check your visual acuity which means how clearly or sharply you are able to see objects at a distance.

선 뒤에 서 주세요.

Could you stand behind that line.

먼저 왼쪽 눈을 검사하겠습니다.

First, I' m going to check the vision of your left eye.

오른쪽 눈을 가려주세요.

Could you cover your right eye with this instrument for the test.

작은 글씨부터 읽어 보세요.

And then read the smallest letter you can see please.

제가 지시하는 글자를 읽으실 수 있습니까?

Could you read the letter or number which I point out?

이제 오른쪽 눈을 검사 할게요.

Now I' m supposed to check the vision of your right eye. (just do the same thing - could you cover your left eye with your left hand lightly?)

옆으로 옮겨 앉으세요.

Please sit aside. (Please move aside.)

색맹검사입니다. 숫자를 말해주세요.

This is a color-blindness test. Please read me the number you see.

의사와 면담을 위해 진찰실로 들어가세요.

Please go in and see your doctor.

채혈검사와 엑스레이 촬영이 모두 끝나면 귀가 하십시오.

You can go home after finishing blood sampling and X-ray test.

검사 결과는 내일 오후 4시 이후에 나올 예정입니다.

You can check your test results after 4 PM tomorrow.

결과지를 찾으러 내원 전에는 반드시 산업의학과에 결과유무를 확인 후 직접 내원하셔야 합니다.

You have to visit the Department of Industrial Medicine and check the results are out first before coming back here.

산업의학과 전화번호는 220-6790입니다.

Contact Industrial Medicine at 220-6790.

기관지 내시경실 (Bronchoscopy Room)

검사는 30분 전후 소요됩니다.

The examination takes approximately 30 minutes.

검사 12시간 전부터 물을 포함하여 금식하여 주시고 검사가 끝난 4시간 후에 음식물 섭취가 가능합니다.

12 hours before the examination, don' t eat or drink anything including water. 4 hours after the inspection, it' s okay to eat something.

목젖, 양쪽 코 마취약 뿌려 통증에 대해 무디게 합니다.

Once sprayed on the adam' s apple and nose, it will dull your pain.

기관지경이 코와 성대를 지나 기관지내로 삽입됩니다.

The bronchoscope will go into the bronchial tubes through the nose and vocal cords.

검사 후 X-ray 찍고 기흉을 확인합니다.

After the test, you will take an X-ray and check for pneumothorax.

검사 후 3일간 가래에 혈액이 섞여 나올 수 있습니다.

You might cough up blood during the 3 days after inspection.

흉통, 호흡곤란, 과다출혈 증상이 있으면 응급실로 오십시오.

If you have a pain in the chest, difficulty in breathing or bleeding, visit the emergency room.

호흡기 내과 특수 검사인 관계로 선택 진료비가 있습니다.
확인 후 서명해 주십시오.

Since it is a special test by the Respiratory Medicine, you will be charged for selective examination. Confirm the details and sign here.

폐 기능 검사시 응대 (Response during Pulmonary function test)

숨을 깊게 들어 마십니다.

Take a deep breath.

숨을 힘차고 빠르게 최대로 끝까지 내쉽니다.

Please take a deep breath out fast.

숨을 들여 마시고 내쉬고 반복적으로 힘차고 빠르게 시행합니다.

Please take a deep breath in and out.

숨을 들어 마십니다. 힘차게 내쉽니다.
숨을 들어 마신 후 참습니다. 바로 힘차게 내쉽니다.

Take a deep breath in. Take a deep breath out.
Take a breath and hold it. Right away, take a deep breath out.

검사가 끝났습니다. 검사 결과는 해당과 외래에서 설명이 가능합니다.

Now the test is over. You will hear your test results at the outpatient clinic of the related department.

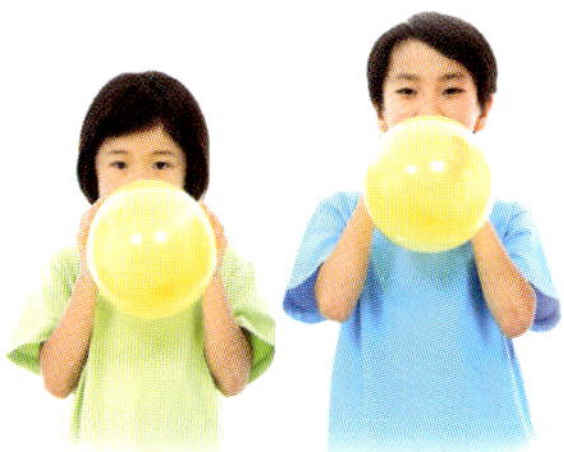

핵의학과 (Nuclear Medicine)

▪ 골 스캔 검사 전 (Before Bone scanning)

ㅇㅇㅇ님! 안녕하세요.

Good morning, Mr/Ms Smith.

주사실로 따라오세요.

Please follow me to the injection room.

주사를 맞고 주사약이 모두 몸에 흡수되는 약 3~4시간 후에 전신검사를 실시하겠습니다.

You' ll have this injection now and the whole body scanning will be started about 3 or 4 hours later, because this injection materials need 3 to 4 hours of absorption time.

조영제를 사용해서 검사를 하기 때문에 혈관 하나를 확보해야 합니다.

We' ll inject the contrast media in your blood vessel.

사용하는 바늘이 커서 아프실 겁니다.

It might hurt you a little bit for large gauge of needle.

이것은 생리 식염수로 주사 부위가 잘 확보 되었는지 확인하려고 사용합니다.

I' ll check the line with this normal saline.

이 상태로 검사 하시다가 검사 시행 후 마지막 5분에 이곳으로 조영제를 사용할 것입니다. 만지지 마시고 불편한 것이 있으면 이야기해 주세요.

We'll shoot the contrast media 5 minutes before the end (of the test).

Try not to touch. If you need something during the test, just say it.

정해진 검사시간에 대기실로 오시면 됩니다.

Please come to the waiting room on your exam time.

물을 많이 드시고 소변을 자주 보시면 좋습니다. 단 옷에 소변이 묻지 않도록 하세요.

Drink several glasses of water and urinate often. But urine on the clothes may influence the scanning result, so please be careful.

그밖에 다른 주의사항은 없습니다. 식사는 하셔도 됩니다.

There's nothing else you should know. You can eat.

▪ 검사 (test)

OOO님! 화장실에서 소변을 보고 오세요.

Mr/Ms Smith! You should go to the washroom before the test.

탈의실 안에 들어가셔서 환자복으로 갈아입으신 다음, 악세사리는 모두 제거해 주세요.

Please change into a robe and take off all your accessaries. The dressing room is over there.

핸드폰은 꺼두시거나 진동으로 바꿔주세요.

Turn off your mobile phone or set it to quiet mode please.

검사대(테이블) 위에 올라가서 누우세요.

Get on the table and lie on your back.

검사는 30분정도 소요되며, 아프거나 힘든 거사가 아니므로 긴장하실 필요 없습니다.

It' ll take about 30 minutes. Relax. It won' t hurt you.

검사 중에는 움직이시면 안되고, 불편한 점이 있으시면 움직이지는 마시고 바로 말씀해 주세요.

Try not to move during the test. If you feel uncomfortable, just let me know.

검사가 끝났습니다. 테이블에서 조심히 내려오세요.

All finished. Get down carefully.

결과는 진찰 받으신 과에 예약되어 있는 날에 가시면 담당 의사선생님께서 자세하게 알려드릴 겁니다.

Your attending physician will explain the results on your next visit.

■ M-SPECT 검사 전 응대 (Response before M-SPECT)

금식은 언제부터 하셨나요?

When did you start fasting?

검사는 심장이 안정일 때와 운동중일 때 2회 실시하겠습니다.

We will do the tests twice; one is while your heart is stable and the other is during exercise.

각 검사는 주사를 맞고 1~2시간 후에 실시하겠습니다.

Each test will carry out 1 or 2 hours after the injection.

제가 안정실로 안내해 드리겠습니다.

Let' s go to the room for rest.

환의로 갈아입고, 주사 맞으시고, 30분 이상 안정을 취하시다가 검사는 20분 이상 소요되실 겁니다. 저를 따라오십시오.

Change your clothes then you' ll have an injection. After 30 minutes rest, the exam will start. It' ll takes over 20 minutes. Come with me.

여기는 화장실이고, 탈의실에서 팬티와 브래지어, 그리고 양말들을 모두 벗으시고, 환의로만 갈아입고, 저쪽에 비어 있는 침대에 누워 계시면, 남자직원이 주사를 놓을 겁니다.

The bathroom is here. Take off your underwear and socks, and put on this examination wear. Lie on your back then you' ll have a shot.

침대에 누워서 잠시만 기다려 주십시오.

Wait for a second, please.

혈당을 측정하겠습니다. 손을 내밀어 주세요.

Let's measure your blood sugar level. Hold your hand out, please.

바늘 때문에 약간 통증이 있을 겁니다. 혈당은 정상입니다.

It may hurt. It's in the normal range.

혈당이 약간 높지만 검사는 가능하겠습니다.

Though it is a little high, the test will be possible.

주사를 맞은 즉시 저희가 드리는 2알의 알약 중에서 1알을 물과 같이 복용하세요.

Take one of the two pills with water right after the injection.

나머지 1알 의복용 시기는 1회(첫 번째) 검사 후에 알려드리겠습니다.

I will let you know the moment you should take the other one.

1~2시간 후에 검사를 시작합니다.

The test will start after 1~2 hours.

아직 식사는 하시면 안 됩니다.

Don't eat yet.

▪ 검사 (test)

○○○님! 정수기에서 물을 3컵 드시고 오세요.

Mr/Ms Smith! Drink 3 cups of water from the water purifier.

심전도체크를 위해 가슴에 부착물을 붙이고 검사를 실시하겠습니다.

I' m going to apply these on your chest for the EKG check (electrocardiogram).

왼손을 머리위로 올리세요.

Raise your left hand over your head.

2회째의 검사를 위해 주사를 맞으셔야 하므로 대기실에서 기다려 주세요.

You need an injection for the second test. Please, wait in the waiting room.

주사 후 검사시간에 오셔서 검사를 받으시면 됩니다.

Come again at the next testing time after the injection.

▪ 양전자 방출 단층 촬영 (PET-CT)

잠시 기다리세요. 검사할 수 있는 약을 가져오겠습니다.

Wait for a second. I' ll get some drugs for the test.

검사할 수 있는 약을 투여하겠습니다.

Thank you for waiting. I' ll inject the drug for the test.

약이 잘 들어갔습니다.

The medicine seems to be working.

약이 흡수되는데 약 1시간이 소요됩니다.

It takes about 1 hour for absorption.

약이 몸 전체 골고루 흡수되게 하려면, 이 1시간 동안은 안 움직이시는게 좋습니다.

If you want it to absorb equally all over your body, please do not move for 1 hour.

예를 들면 팔베개를 하시거나 돌아눕거나 하시면 안되고, 되도록 말씀을 안하시는게 좋습니다.

For example, it is better not to rest your head on your elbow or turn over. It is recommended not to talk if possible.

만약, 화장실이 급하게 가고 싶으시면 대략, 20~30분 후에 천천히 다녀오세요.

If you need to go to the restroom urgently, do so slowly after 20~30 min.

궁금하거나, 불편한 점이 있으시면 머리 위쪽에 있는 인터폰을 들고 말씀하십시오. 직원들과 연결되어 있습니다.

If you have any questions or feel uncomfortable, tell us through the interphone. It will put you through to us.

검사시간이 되면 저희가 모시러 오거나 인터폰이 울릴 것입니다.

We' ll come to get you or ring the interphone when the exam time comes.

검사가 끝나셨으면 금식은 해제 됩니다.

After the test, you can eat.

검사 결과는 3~4일 정도 판독하는데 걸리고, 결과 문의는 해당과로 하시면 됩니다.

It' ll take 3~4 days for analysis of the test results, and you can hear the result from your attending department.

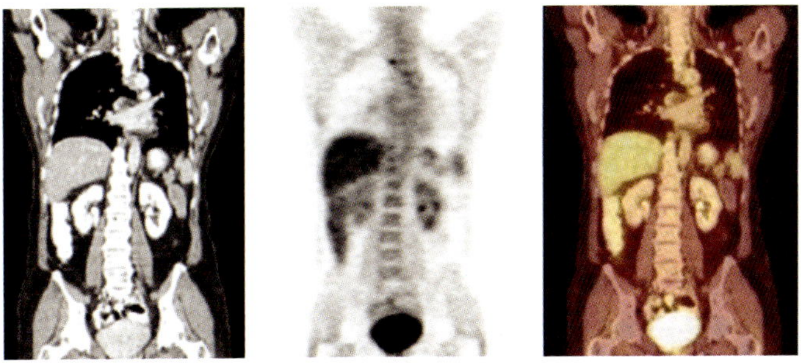

■ 핵의학과 문진표 (Nuclear Medicine Questionnaire)

키와 몸무게를 측정하겠습니다. 신발 벗고 발모양으로 서주세요.

I am going to measure your height and weight.
Take off the shoes, put your feet together on the feet shapes.

제가 몇 가지 질문을 드리겠습니다.

Let me ask you some questions.

담배 태우세요? 한 번도 안 피우셨나요?

Do you smoke? Never smoked even once?

피우시면 몇 년 정도 피우셨어요? 금연 기간은 얼마나 되세요?

If you smoke, how long have you smoked?
When did you stop smoking?

몇 시 부터 금식 하셨나요?

From when did you fast?

아침 식사는 하셨나요? 점심 식사는 하셨나요?

Did you have breakfast?
Did you have lunch?

금식 기간 중에 생수 외에 드신 음료수나 음식이 있습니까?

Did you have anything to drink or any food except water?

과거에 앓았거나 현재 앓고 있는 질환이 있습니까?

Have you had any illnesses in the past?
Are you suffering with any kind of diseases right now?

고혈압, 순환기 질환, 당뇨, 결핵, 갑상선 질환, 뇌혈관 질환, 한약을 복용하거나 기타 영양제를 드셨나요?

Do you have any diseases or problems such as hypertension, diabetes, pulmonary tuberculosis, thyroid disease, cerebrovascular disease, or take herbs or nutritional supplements?

당뇨를 앓으셨다면 기간은 얼마나 되었습니까?

If you have diabetes, how long have you had it?

당뇨 치료 목적으로 경구 혈당 강화제를 드십니까? 아니면 주사로 맞고 계십니까?

Do you have oral hypoglycemic agents or insulin injection?

오늘 당뇨약이나 주사를 맞으셨습니까?

Did you have your diabetes medication or injection today?

결핵을 앓으셨다면 언제쯤입니까?

When did you have TB?

완치 판정은 받으셨습니까?

Was it completely cured?

최근 두달 안에 감기에 걸린 적이 있습니까?

Have you had a cold within the past 2 months?

걸렸다면 증상은 어떤 것이 있습니까? 치료는 하셨습니까?

If you had, what symptoms did you have?
Did you have your cold treated?

위에서 말씀 안드린 질병이 있으십니까?

What other diseases do you have?

두달 안에 근육주사나 한방 치료, 기타 민간치료를 받으신 적이 있습니까?

Did you have an intramuscular injection, Chinese medicine or folk remedies in the past 2 months?

언제, 무엇을 어디 부위에 맞으셨습니까?

When, what kind of and where did you have an injection?

최근에 외상을 입으신 적이 있습니까?

Have you had any serious physical injuries lately?

언제, 어디 부위에, 치료는 하셨습니까?

When, where did you suffer it and did you have any treatment for that?

여성분에 해당하는 질문입니다.

These questions are for women.

폐경 유무에 대하여 말씀해 주세요.

Tell me about your menstruation (or menopause).
Do you still have it or not?

폐경이 된 이유가 자연적입니까, 항암 치료 후에 폐경이 오셨습니까?

Did it happen naturally, or after chemotherapy?

수술로 자궁 제거 후에 오셨습니까?

Did it happen after hysterectomy?

월경중입니까? 시작 날이 언제입니까?

Are you having your menstruation period? when does your period normally start?

마지막 생리기간이 언제입니까?

When was your last period?

월경주기는 어떻게 됩니까?

Do you know your menstrual cycle?

임신 가능성이 있습니까?

Is there any possibility of pregnancy?

이 검사는 임신시에 태아에게 안좋은 영향을 줄 수가 있습니다.

This exam could be harmful to the fetus if you are pregnant.

그래서 임신이 의심스러우면 임신 반응 검사를 해야 합니다. 동의하시면 성함과 싸인을 해 주십시오.

If you believe you are pregnant, you must have a pregnancy test.
If you agree to this test, please sign your name here.

수유 중입니까?

Are you lactating?

과거에 수술 받으신 적이 있습니까? (수술 명, 수술부위, 수술 받은 날짜와 장소, 이유는?)

Have you ever had any operations? (operation name, site, date, in ○○, impression)

종양에 대한 방사선 치료를 받으신 적이 있습니까? (언제, 어디서)

Have you ever undergone radiological treatment? (when, where)

항암 치료를 받으신 적이 있습니까? (언제, 몇 번째)

Have you ever had chemotherapy? (When, how many times?)

혈압 측정 시 (Blood Pressure Measurement)

지금부터 혈압을 측정하겠습니다.

Now, I will check your blood pressure.

겉옷을 벗고 우측소매를 걷으신 후 혈압계에 팔을 넣으시기 바랍니다.

Please wait a minute. Take off your coat, roll up your sleeve and put your arm into the blood pressure cuff.

혈압 측정 중에는 말씀을 하지 마시고 편안한 마음을 가지세요.

Please don' t say anything during blood pressure check, and relax.

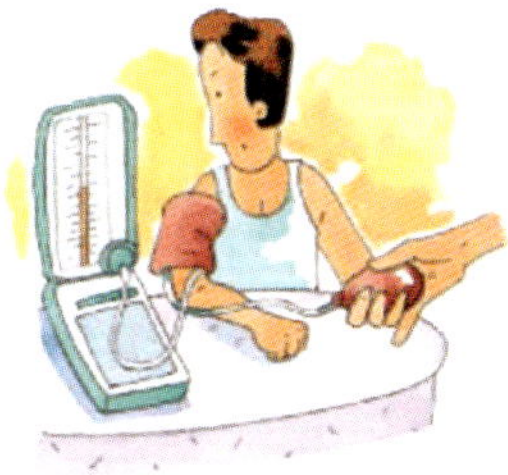

혈압은 정상입니다.

The blood pressure is normal.

혈압이 약간 높으십니다. 의사선생님과 상담해 보십시오.

The blood pressure is a little high. Please consult your doctor.

결과용지를 가지고 진료실로 오십시오.

Bring the results to the doctor' s office.

고혈압이 있으신 분들은 저염식이를 권장하며 적당한 운동을 꾸준히 하시는 것도 도움이 됩니다.

If you have high blood pressure, you are recommended to avoid salty foods and exercise regularly.

또한 정기적으로 혈압을 체크하셔야 됩니다.

Also, you have to check your blood pressure regularly.

진료 대기실 안내 및 진료상황 안내
(Information about Medical treatment)

어떻게 오셨습니까?

What brought you over here?
Can I help you?

먼저 문진 후 O번 진료실에서 진료하겠습니다.

You are going to have an interview before having examination in room 1.
The doctor will ask you about your symptoms.
You will be checked in room one.

진료실로 들어오십시오.

Please come in and sit down.

OO분 정도 지나면 진료가 가능하실 겁니다.

You will see your doctor in 30 minutes.

교수님 진료가 OO분 정도 지연되고 있습니다.

The doctor' s examination is being delayed for 30 minutes.

교수님 진료가 지연 없이 진행되고 있습니다.

The doctor' s examination is in progress without delay.

입원 환자 안내 (In patient guide)

오늘 입원 예약 되셨죠?

Are you scheduled for hospitalization today?

병실은 3인실입니다.

The ward can accommodate 3 patients.

병실비는 하루에 6만원 정도입니다.

The ward costs about 60,000 won a day.

입원하여 각종 검사 및 수술 시행시에는 OOO 교수님의 선택 진료를 받게 되실 겁니다.

When you have a variety of tests and operations during your stay in the hospital, you will be able to receive selective treatment from professor Kim.

동의하시면 여기에 서명하십시오,

If you agree, please sign here.

1동 원무과 8번 창구에서 입원 수속 후 1동 5층 A동 간호사실로 가십시오.

After hospitalization at window 8 of the reception desk at block 1, go to the nursing room on the 5th floor at Building A.

입원 수속 후에는 병동간호사가 병원생활에 대해 안내 해주실 겁니다.

After admission, nurses will give you tips about staying in the hospital.

빠른 쾌유를 빕니다.

I wish you a quick recovery.

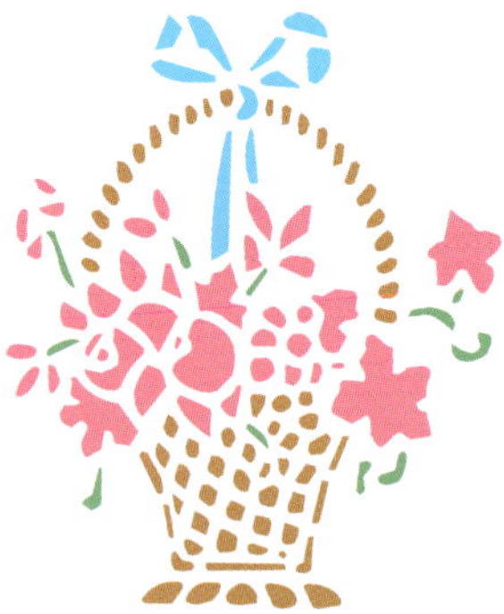

Nursing Foreign Patients

인쇄 2009년 9월 25일
발행 2009년 9월 30일

편 자 전남대학교병원 간호부
발행인 김윤수
발행처 전남대학교출판부

등록 1981. 5. 21. 제53호
주소 500-757 광주광역시 북구 용봉로 77
전화 (062) 530-0571~3
팩스 (062) 530-0579
http://altair.chonnam.ac.kr/~cnup

값 10,000원

ISBN 978-89-7598-763-2 (03740)

이 도서의 국립중앙도서관 출판시도서목록(CIP)은 e-CIP홈페이지
(http://www.nl.go.kr/cip.php)에서 이용하실 수 있습니다.
(CIP제어번호: CIP2009003075)